U0215993

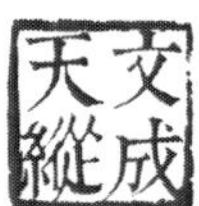
文成天縱

中醫古籍稀見稿抄本輯刊

ZHONGYI GUJI XIJIAN GAO-CHAOBEN JIKAN

李鴻濤 主編

17

廣西師範大學出版社
GUANGXI NORMAL UNIVERSITY PRESS
·桂林·

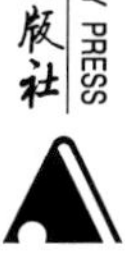

第十七册目録

傷寒指歸六卷

（太陽丙編、太陽丁編、太陽戊編）

〔清〕戈頌平撰

清宣統元年（一九〇九）抄本

太陽丙編

竹生

傷寒指歸

太陽病外證未解不可下也下之為逆欲解外者宜
桂枝湯主之
太陽病先發汗不解而復下之脈浮者不愈浮為在
外而反下之故令不愈今脈浮故知在外當須解
外則愈宜桂枝湯主之
太陽病脈浮緊無汗發熱身疼痛八九日不解表證

仍在此當發其汗服藥已微除其人發煩目瞑劇者必衄衄乃解所以然者陽氣重故也麻黄湯主之

太陽病脉浮緊發熱身無汗自衄者愈

傷寒不大便六七日頭痛有熱者與承氣湯其小便清者知不在裏仍在表也當須發汗若頭痛者必

衄宜桂枝湯

傷寒脉浮緊不發汗因致衄者麻黄湯主之

脉浮數者法當汗出而愈若下之身重心悸者不可
發汗當自汗出乃解所以然者尺中脉微此裏虚
須表裏實津液自和便自汗出愈

脉浮緊者法當身疼痛宜以汗解之假令尺中遲者

傷寒指歸　太陽篇卷之文原文　十一

不可發汗何以知之然以營氣不足血少故也

脈浮者病在表可發汗宜麻黄湯脈浮而數者可發

汗

病常自汗出者此爲營氣和營氣和者外不偕以衛

氣不共營氣和偕故爾以營行脈中衛行脈外復

發其汗營衛和則愈宜桂枝湯

病人藏無他病時發熱自汗出而不愈者此衛氣不和也先其時發汗則愈宜桂枝湯主之

傷寒發汗解半日許復煩脉浮數者可更發汗宜桂枝湯主之

凡病若發汗若吐若下若亡津液陰陽自和者必自愈

大下之後復發汗小便不利者亡津液故也勿治之
得小便利必自愈
下之後復發汗必振寒脉微細所以然者以内外倶
虚故也
下之後復發汗晝日煩躁不得眠夜而安靜不嘔不
渴無表證脉沈微身無大熱者乾薑附子湯主之

發汗後身疼痛脉沈遲者桂枝加芍藥生薑各一兩
人參三兩新加湯主之
未持脉時病人叉手自冒心師因教試令欬而不欬
者此必兩耳聾無聞也所以然者以重發汗虛故
如此
發汗過多其人叉手自冒心心下悸欲得按者桂枝

甘草湯主之

發汗後其人臍下悸者欲作奔豚茯苓桂枝甘草大

棗湯主之

發汗後腹脹滿者厚樸生薑半夏甘草人參湯主之

傷寒若吐若下後心下逆滿氣上衝胷起則頭眩脉

沈緊發汗則動經身為振振揺者茯苓桂枝白朮

甘草湯主之

太陽發汗汗出不解其人仍發熱心下悸頭眩身瞤

動振振欲擗地者真武湯主之

太陽病發汗後大汗出胃中乾煩躁不得眠欲得飲

水者少少與飲之令胃氣和則愈若脉浮小便不

利微熱消渴者與五苓散主之

傷寒指歸　太陽篇卷之一原文　十四

發汗已脉浮數煩渴者五苓散主之

太陽病寸緩關浮尺弱其人發熱汗出復惡寒不嘔但心下痞者此以醫下之也如其不下者病人不惡寒而渴者此轉屬陽明也小便數者大便必鞕不更衣十日無所苦也渴欲飲水者少少與之但以法救之渴者宜五苓散

發汗後飲水多必喘以水灌之亦喘

發汗後水藥不得入口為逆若更發汗必吐下不止

發汗吐下後虛煩不得眠若劇者必反覆顛倒心中懊憹梔子豉湯主之若少氣者梔子甘草豉湯主之若嘔者梔子生薑豉湯主之

發汗若下之而煩熱胷中窒者梔子豉湯主之

傷寒五六日大下之後身熱不去心中結痛者未欲解也梔子豉湯主之

傷寒下後心煩腹滿卧起不安者梔子厚樸湯主之

傷寒醫以凡藥大下之身熱不去微煩者梔子乾薑湯主之

凡古丸字

凡用梔子豉湯病人舊微溏者不可與服之

咽喉乾燥者不可發汗

淋家不可發汗發汗必便血

瘡家雖身疼痛不可發汗發汗則痓

衄家不可發汗汗出必額上陷脉緊急直視不能眴

不得眠

亡血家不可發汗發汗則寒慄而振

傷寒指歸　太陽篇卷之一原文　去

汗家重發汗必恍惚心亂小便已陰疼與禹餘糧丸

病人有寒復發汗胃中冷必吐蚘

傷寒醫下之續得下利清穀不止身疼痛者急當救裏後身疼痛清便自調者急當救表救裏宜四逆湯救表宜桂枝湯

病發熱頭痛脉反沉若不差身體疼痛當救其裏宜

四逆湯

太陽病外證未解不可下也下之為逆欲解外者宜桂枝湯主之

外表也解緩也下降也逆不順也太陽開病陽氣浮半表下未得陰緩切不可用苦寒氣味降之如降之陰液下陷陽不闔午曰太陽病外證未解不可下也下之為逆欲陰陽氣液繼續半

表上闔午宜(適)桂枝湯啜粥溫半裏上之陰半裏上陰溫土疏陽氣順利半表上闔午藏邪曰欲解外者宜桂枝湯主之

太陽病先發汗不解而復下之脉浮者不愈浮為在外而反下之故令不愈今脉浮故知在外當須解外則愈宜桂枝湯主之

發開也汗陰土液也解緩也太陽陽氣病先陰而開其陰不緩其陽曰太陽病先發汗不解而能也復反也下降也之指半表下陽氣也浮陽

浮也愈進也外表也陽氣先陰而開能反以苦寒氣味降之乎如降之其陽氣即浮於表不前進於裏曰而復下之脈浮者不愈浮為在外而反下之故今不愈今是時也故使之也須求也是時陽氣浮使之知其陽氣浮半表下當求緩半表下陽氣宜（適）桂枝湯啜粥溫半裏上之陰半

裏上陰温土疏其陽氣則進半裏曰今脉浮故知在外當須觧外則愈宜桂枝湯主之。

太陽病脈浮緊無汗發熱身疼痛八九日不解表證仍在此當發其汗服藥已微除其人發煩目瞑劇者必衄衄乃解所以然者陽氣重故也麻黄湯主之

浮陽浮也緊不舒也太陽閉病陽氣浮半表下半裏陰失陽溫緊而不舒曰太陽病脈浮緊陰緊半裏半表陽失陰固曰無汗發熱陽浮半表

半裏陰失陽通曰身疼痛八九日未申時也解緩也表陽也仍因也太陽病欲解時從巳至未上至未申時陽浮半表下不有陰緩從巳闔午藏邪之表證因在半裏下陰緊未能和陽氣從子上舒此當開半裏下陰液外達半表回還半裏緩陽氣從巳闔午藏邪曰八九日不解表證

仍在此當發其汗微幽微處也除開也瞑目合也劇甚也必期必也服藥已半裏下幽微處陰液外開其陽氣當由半表下從巳闔午藏邪而陰液外開其人反證發煩目合則煩甚如是期必氣府絡中有血上逆阻陽氣從巳闔午藏邪陽氣浮半表下半表上經絡之血失其流通其

血必逆氣府絡中如從鼻竅引出血出不阻陽氣從巳闔午藏邪曰服藥已微除其人發煩目瞑劇者必衄衄乃解重尊也所以然者陽氣尊半表下陰液居半裏下不外達半表故也主麻黄湯開半裏下陰液外達半表以緩其陽曰所以然者陽氣重故也麻黄湯主之

醫林改錯云若血歸氣府血必隨氣而出上行則吐血衄血下行則溺血便血血管在衛總管之前相連而長粗如筯名曰榮總管即血管盛血與衛總管長短相等其内之血由血府灌溉血府即人胷下膈膜一片其薄如紙最爲堅實前長與心口凹處齊由兩脅至腰上順長如坡

前高後低低處如池池中有血即飲食之精汁所化名曰血府氣府存氣血府存血衛總管由氣府行周身之氣故名衛總管榮總管由血府行周身之血故名榮總管衛總管體厚形粗長脊骨之前與脊骨相連散布頭面四肢近筋骨長即周身氣管榮總管體薄形細長在衛總管

之前與衛總管相連散布頭面四肢近皮肉長

即周身血管

自古鼻字

太陽病脈浮緊發熱身無汗自衄者愈

太陽開病陽氣浮半表下半裏陰液緊而不舒曰太陽病脈浮緊陽氣浮半表下無陰緩之曰發熱身伸也舒也半裏陰液不隨陽氣屈伸左舒半表曰身無汗陽氣浮半表下半表上經脈之血失其流通其血必逆氣府中如從半裏上

鼻竅引出自不阻陽氣闔午、藏卯、白自衄者愈。

大便不通至巳午時頭痛

傷寒不大便六七日頭痛有熱者與承氣湯其小便清者知不在裏仍在表也當須發汗若頭痛者必衄宜桂枝湯

大便半表也六七日巳午時也有得也熱陽氣也陽不藏邪不有半裏陰液上和半表陽氣回還巳辰內闔午辰半表上頭部之陽失陰液流

傷寒指歸　太陽篇卷之一　亘

通而痛至其時得陽氣不還已闔午藏邪半裏下土氣不溫不舒疏陰液堅結與大承氣湯寒少溫多之氣味湯入胃中其氣味即從胃之津門蒸出寒固半裏上陽氣內藏溫疏半裏下土氣使脉中陰液和陽氣順承半表回還半裏曰傷寒六不大便六七日頭痛有熱者與承氣湯小便

半裏也清寒氣也當王也須求也發開也汗陰土液也其陽氣不藏於卯半裏下氣寒不温膝理氣液塞當知其病不在半裏上因在半表下陽氣無陰液和之主求開陰土之液外達半表和陽氣從巳闔午去藏卯也曰其小便清者知不在裏仍在表也當須發汗若如也必期必也如

傷寒指歸　太陽篇卷之一　一百三

陰液外達半表頭痛者期必氣府絡中有血阻陽氣從巳闔午去藏邪也若汗出而又衄血者表裏陰陽氣液俱不足適桂枝湯啜熱稀粥資助肌中陰液外和陽氣去藏邪也曰若頭痛者必衄宜桂枝湯

傷寒脉浮緊不發汗因致衄者麻黄湯主之

陽不内藏於亥陽氣浮半裏上半裏下陰液不舒曰傷寒脉浮緊發開也汗陰土液也陽不内藏於亥半裏下陰液不左開血府中之血亦不左開其血逆於氣府中循半裏上鼻竅引出曰不發汗因致衄者麻黄湯主之陰液左開血府

傷寒指歸　太陽篇卷之一　一百三

之血亦左開自不逆於氣府循鼻竅而為衄也
絡中

脈浮數者法當汗出而愈若下之身重心悸者不可發汗當自汗出乃解所以然者尺中脈微此裏虚須表裏實津液自和便自汗出愈

身不重心不悸陰液有餘半裏陽浮半表而脈數法當發汗

數陽氣也法象也汗陰土液也愈進也陽浮半表脈數者病象當起半裏陰液外達半表和陽氣前進半裏曰脈浮數者法當汗出而愈下半

傷寒指歸　太陽篇卷之一　一百四

身重心悸
四字扼要

裏下也之指半裏下陰也重不輕也身重心悸證半裏下陰陽氣液不足也如半裏下陰陽氣液不足不可起陰土之液外出爲汗當温陰土之陰使陰液自然外出固陽於裏乃解曰若下之身重心悸者不可發汗當自汗出乃解尺主裏微幽微處也須求也不可起陰土液出爲汗

之所以然者此半裏下幽微處陰陽氣液不足必求半裏陰得陽温其陰外榮於表固陽於裏乃解曰所以然者尺中脉微此裏虚須表裏實津液自和便自汗出愈

脈浮緊身疼痛是陰土之液有餘半裏法當發汗脈浮而遲是半裏陰陽氣液不足雖身疼痛切不可發

脈浮緊者法當身疼痛宜以汗解之假令尺中遲者不可發汗何以知之然以營氣不足血少故也

陽浮半表半裏陰液不舒故脈應之浮緊其病象當身疼痛宜麻黄湯起半裏陰液外達半表以緩其陽曰脈浮緊者法當身疼痛宜以汗解之假因也今告戒也尺主半裏遲不足也告戒

傷寒指歸　太陽篇卷之一　一百六

後學不可發汗何以知之然因半裏營運之陰液不足以外緩半表之陽故也曰假令尺中遲者不可發汗何以知之然以營氣不足血少故也○

汗如因汗出多尺中脈遲者服桂枝新加人參生薑芍藥湯

脉浮者病在表可發汗宜麻黄湯脉浮而數者可發汗

可與否對宜適理也如病陽氣浮半表陰液内實半裏適麻黄湯之理可以發汗若脉浮緊而尺中遲者此證陰陽氣液不足於裏不可用麻黄湯發汗再傷脉中血液如病陽氣浮半表半

裏陰液不能上和其陽而脉浮數驗其脉尺中不微適麻黄湯之理可以發汗（曰脉浮而數者可發汗）若脉浮數而尺中微者此證幽微處營運之陰不足以上和半表之陽不可用麻黄湯發汗再傷幽微處不足之陰也

病常自汗出者此為營氣和營氣和者外不偕以衛氣不共營氣和偕故爾以營行脈中衛行脈外復發其汗營衛和則愈宜桂枝湯

汗陰土液也病陰土之液常自出者此為營內之陰液和利於表不和利於裏曰病常自汗出者此為營氣和外表也裏之對也偕強也陽得

傷寒指歸　太陽篇卷之一　一頁八

陰則強於表陰得陽則強於裏營内之陰液和利於表外出毛竅爲汗無陰液和衛外之陽氣強於裏曰營氣和者外不偕以衛氣不共營氣和偕故爾復來復也發起也因營内之陰液行脈中外出毛竅爲汗衛外之陽氣行脈外其陰不和其陽内強於裏宜（適）桂枝湯温半裏上之陰

疏泄半裏上土氣半裏上陰温土疏衛外之陽氣來復半裏外起之陰液亦隨陽氣來復半裏曰以營行脈中衛行脈外復發其汗營衛和則愈宜桂枝湯復發其汗句勿謂桂枝湯能發其汗也

病人藏無他病時發熱自汗出而不愈者此衛氣不和也先其時發汗則愈宜桂枝湯主之

藏裏也病人裏無他病惟陽氣時起於外發熱陰土之液亦從之外泄為汗此衛外之陽氣不有陰氣（液）和之藏邪時也曰病人藏無他病時發熱自汗出而不愈者此衛氣不和也於未發熱

傷寒指歸　太陽篇卷之一　一百十

之先時宜（適）桂枝湯先温半裏上之陰半裏上陰
温土疏時起之陽來復半裏陰液亦從陽氣來
復半裏內藏於卯曰先其時發汗則愈宜桂枝
湯主之。

傷寒發汗解半日許復煩脉浮數者可更發汗宜桂枝湯主之

陽氣浮半裏上不藏半裏下病陰土之液閉鬱不舒用麻黄湯苦温氣味開陰土之液外達半表回還半裏和陽氣内藏於卯以成冬令也用麻黄湯發汗汗出身膚清凉表解之象解半日

傷寒指歸　太陽篇卷之一　一百

許復煩脈浮數者此陰土之液從半表泄出陽往半表下陽少陰和陽氣數於脈中曰傷寒發汗解半日許復煩脈浮數者更易也可易去發汗之法適桂枝湯啜熱稀粥助土中陰液溫半裏上之陰半裏上陰溫土疏陽氣來復藏丣曰可更發汗宜桂枝湯主之更發汗三字謂易去

發汗之法非謂桂枝湯能發其汗也

凡病若發汗若吐若下若亡津液陰陽自和者必自愈

若不定之辭凡病或陰液從毛竅泄出或從口吐出或從下泄出或亡津液陰陽之氣能從中土自和者期必能食自愈如不能食是陰陽之氣不復中土即不愈曰凡病若發汗若吐若下若亡

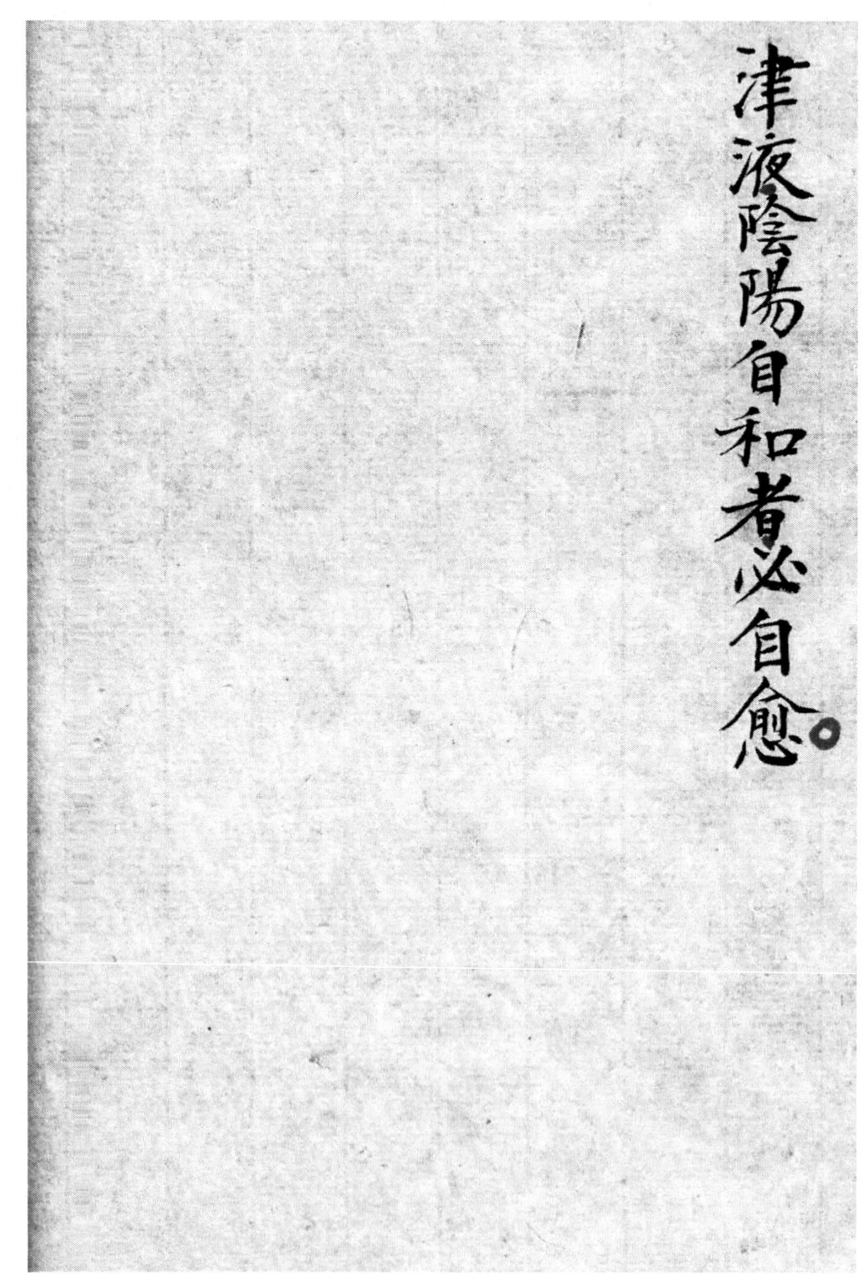
津液陰陽自和者必自愈。

大下之後復發汗小便不利者亡津液故也勿治之、得小便利必自愈

大猛也下半表下也之指陰土也後嗣也復再也汗陰土液也小便半裏也亡失也陰土之液猛從半表下下出嗣再外泄毛竅半裏之陰不利下為尿者失津液故也曰大下之後復發汗

小便不利者亡津液故也。勿妄治之，得陽氣來復，半裏陰得陽生，陰氣液順利於下為尿，期必自愈。曰勿治之，得小便利，必自愈。

下之後復發汗必振寒脉微細所以然者以内外俱虚故也

下半表下也之指陰土也後嗣也復再也陰土之液從半表下下泄嗣再外泄毛竅曰下之後復發汗下之汗之中土陰陽氣液俱虚太陽大氣外衛不足以温暖肌體之陰身必發寒而振

動曰必振寒。太陽大氣內衛亦不足以溫暖脉中幽微處之陰曰脉微細。內裏也外表也所以然者以裏之陰表之陽俱虛故也曰所以然者以內外俱虛故也。

半裏之陰不得陽，半表之陽不得陰。

下之後復發汗晝日煩躁不得眠夜而安靜不嘔不渴無表證脈沉微身無大熱者乾薑附子湯主之

下之汗之中土陰陽氣液俱虛晝為陽日主太陽陽氣盛外陽氣盛外陽失陰固則生煩陽氣盛外陰氣盛內陰失陽溫則生躁陽得陰則復陽極於巳天之太陰陰氣不復陽失陰固曰晝

下之後復發汗

下之後復發汗

陰非陽不生

陽非陰不生

日煩躁不得眠夜為陰夜主太陰陰氣盛外陽得陰固陰得陽溫曰夜而安靜陽氣雖得陰固其陽不足以溫生脾土陰液從半表上區別曰不嘔陽氣雖能轉運半表上其陽不足以溫生暖胃土而化燥曰不渴證明也陰液不區別半表上無半裏下陰液表明半表上曰無表證沈裏

也微幽微處也身伸也舒也無不有也大半表
也熱陽氣也脈裏幽微處陰液不有太陽陽氣
温伸而上舒曰脈沈微身無大熱者陰極於亥
太陽陽氣不足以温生陰土之陰復於子和於
表裏乾薑附子湯主之乾薑辛温合生附子辛
温蒸水土之陰從子左運水土陰温陽氣外衛

乾薑附子皆辛温此二味如春令積温成熱為夏令

傷寒指歸　太陽篇卷之一　百七

二温合之為之大熱纔能温生水土之陰

得土之陰和之得天之陰固之晝日煩躁自解

右二味二陰數也象二陰耦陽以水三升三陽數也象三陽來復半裏（煮取一升）去滓頓服一氣服下不分服也取其氣濃入半裏下蒸陰土之陰以藏陽也

乾薑附子湯方

乾薑一兩　附子一枚生用去皮破八片

右二味以水三升煮取一升去滓頓服一氣服下不分服也

發汗後身疼痛脈沈遲者桂枝加芍藥生薑各一兩人參三兩新加湯主之

發揚也汗陰土液也沈裏也遲不足也陰土之液隨陽氣外揚後身疼痛脈沈遲者證陰陽氣液俱虛表裏也主桂枝加芍藥生薑各一兩人

曰發汗後身疼痛脈沉遲者桂枝加芍藥生薑各一兩人參三兩新加湯主之

參三兩新加湯加芍藥苦平氣味疏泄表裏土

氣加生薑辛温氣味開左右絡道之陰桂枝辛温温通表裏經道之陰加人參苦甘氣味合大棗甘草甘平氣味取汁多味濃增陰土之液以和其陽再啜熱稀粥資助藥力使氣液流暢周身仲聖撰用伊聖一百一十二方象地支十二辰數增桂枝加芍藥生薑人參新加湯一方合

一百一十三方象地支十二辰來復之數新加二字象陰陽氣液從子振動自新之數也右六味象陰數得陽變於六以水一斗二升象一陽二陰環轉周身微火煮取三升象三陽來復半裏去滓分温服象陰陽氣液分運八方也

桂枝加芍藥生薑人參新加湯方

桂枝三兩去皮　芍藥四兩　甘草二兩炙
生薑四兩切　大棗十二枚擘　人參三兩
右六味以水一斗二升微火煮取三升去滓分
温服餘依桂枝湯法

未持脈時病人叉手自冒心師因教試令欬而不欬者此必兩耳聾無聞也所以然者以重發汗虛故如此

未持脈時見病人叉手自冒心師因其形遂教試令欬而病人竟不欬者此必兩耳聾無聞冒覆也心身之中也以因也重複也中土陰陽氣

液不足喜外有所衛故叉手自覆於心陽得陰則清得陰則明耳聾無聞之所以然者因陰土之液重複起於表虛於裏陽失陰清陰失陽明故如此。曰未持脉時病人叉手自冒心師因教試令欬而不欬者此必兩耳聾無聞也。所以然者以重發汗虛故如此。

發汗過多其人叉手自冒心心下悸欲得按者桂枝甘草湯主之

心下脾土也脾土之陽不足於裏其人叉手自覆於心喜外有所衛也以外之喜衛喜按證陰陽氣液俱虛於中土也曰發汗過多其人叉手自冒心心下悸欲得按者桂枝甘草湯主之主

（心下悸）（陰隨氣多起於表）（主桂枝甘草湯）

傷寒指歸　太陽篇卷之一　百王

桂枝辛温用四兩之多取味厚氣濃甘草甘平用二兩之多取味厚氣淡辛甘氣味合化陽氣温土之陰生土之液右二味以水三升煮取一升象二陰耦陽復裹開子也去滓頓服取其氣味充足易運於中也

桂枝甘草湯方

桂枝四兩去皮 甘草二兩炙

右二味以水三升煑取一升去滓頓服

發汗後其人臍下悸者欲作奔豚茯苓桂枝甘草大棗湯主之

發起也汗陰土液也陽得陰其氣左右旋轉其人陰土之液外起之後陰土液少其陽失其所依不能回旋半表而臍下悸動勢欲與起從下奔上茯苓桂枝甘草大棗湯主之重用茯苓甘

日發汗後其人臍下悸者欲作奔豚茯苓桂枝甘草大棗湯

淡氣靈通陰土之陰桂枝辛温氣香通表裏經道之陰甘草味厚大棗汁濃能補土中不足之液中土液復則陽氣從子旋轉半表不土奔半裏上水性下趨勞之則逸取水揚萬遍謂之甘瀾水又謂之勞水勞其性使之不易下趨意和陽氣旋轉中土還半表也右四味象陰陽氣液

口轉八方以甘瀾水一斗象地天生成十數先
煮茯苓減二升內諸藥煮取三升去滓溫服一升日
三服象陰數得陽正於八陽數得陰開於子
禮王藻圈豚行不舉足　註　豚性散圈之則聚而
旋轉於中又圈轉也豚之言循謂徐趨之法當
曳轉循地而行

陽得陰其氣方能旋轉，半表陽失陰其氣直衝而上奔半裏上。

茯苓桂枝甘草大棗湯方

茯苓半觔　甘草二兩，炙　桂枝四兩，去皮　大棗十五枚，擘

右四味，以甘瀾水一斗，先煮茯苓，减二升，内諸藥，煮取三升，去滓，温服一升，日三服。作甘瀾水

法取水二斗置大盆內以杓揚之水上有珠子五六千顆相逐取用之

發汗後腹脹滿者厚樸生薑半夏甘草人參湯主之

發起也汗陰土液也陰液外起後中土陰陽氣液俱虛升降轉運呆鈍而生脹滿曰發汗後腹

主厚樸生薑半夏甘草人參湯

脹滿者厚樸生薑半夏甘草人參湯主之重用厚樸味苦氣溫入中土而運濁陰生薑味辛氣溫化氣橫行疏泄土氣半夏味辛氣平散土之

此脹重在汗多之後

結降水之逆甘草甘平人參甘寒救中土不足之陰陰得陽則左運陽得陰則右旋陰陽氣液旋轉中土升降輸利脹滿自除右五味以水一斗煮取三升去滓溫服一升日三服象地天生成十數包藏土中開子闔午也

厚樸生薑半夏甘草人參湯方

厚樸半觔去皮炙香去皮者去外粗皮也生薑半觔切
半夏半升洗甘草二兩炙人參二兩
右五味以水一斗煮取三升去滓温服一升日三服

傷寒若吐若下後心下逆滿氣上衝胷起則頭眩脈沈緊發汗則動經身為振振揺者茯苓桂枝白朮甘草湯主之

心下半裏表下也逆不順也

陽不内藏於邪陰土之水失其陽運其水或從半裏上吐出後或從半表下泄出後曰傷寒若

半裏下

吐若下後心下半裏下也逆不順也吐下後陰

傷寒指歸　太陽篇卷之一　百三九

傷寒若吐若下後

土液少輸轉之氣不利逆而生滿曰心下逆滿胸半裏上也衝動也陽浮半裏上不藏於丣動於胷中曰氣上衝胷起立也舉也陽不內藏於丣陽立半裏上在下陰液不從左土舉陽無陰和而頭為之眩亂曰起則頭眩沈裏也緊不舒也陽浮半裏上不藏於丣半裏下陰液不左舒

衝動也

曰脈沉緊發起也汗陰土液也動出也振振震動也若見脈沉緊起陰土液出為汗則身為之振振摇振振摇者是陰土之液外出毛竅多表主茯苓桂枝白朮甘草湯裏經脈空虛身無所主為之動摇也曰發汗則動經身為振振摇者茯苓桂枝白朮甘草湯主之茯伏也苓靈也陽内伏則陰土氣靈王茯苓

傷寒指歸　太陽篇卷之一　一百廿

淡甘通陰土之陰陽不内藏土味不足於下以甘草極甘益在下不足之土味以和其陽桂枝辛温温表裏經脉之陰白朮甘温多脂益表裏經脉之液經脉液益陽有所依而内藏右四味象陰陽氣液口轉八方以水六升六陰數也象陰數得陽變於六煮取三升三陽數也象陽數

得陰來復半裏下去滓分溫三服象陽數來復半表上

茯苓桂枝白朮甘草湯方

茯苓四兩 桂枝三兩去皮 白朮二兩 甘草二兩炙

右四味以水六升煮取三升去滓分溫三服

太陽發汗汗出不解其人仍發熱心下悸頭眩身瞤動振振欲擗地者真武湯主之

發開也汗陰土液也解緩也仍因也太陽陽開氣浮陰液隨之亦浮其陰（外達毛竅）不能和緩陽氣回還半裏因之發熱曰太陽發汗汗出不解其人仍發熱心下脾土也陽開氣浮陰液外泄為汗多

陽開氣浮陰液隨之亦浮外達毛竅其陰液不緩經道陽氣回還半裏其人汗出仍發熱

傷寒指歸　太陽篇卷之一　一百三十二

脾土中氣液俱虛而悸曰心下悸陽得陰則靜陰液不上濟於頭陽失陰靜曰頭眩陰陽氣液

而頭爲之眩亂

外泄於表不足於裏經脈空虛身為之動搖曰身瞤動振振震也擗開也欲之為言續也地易

擗開也

也陰陽氣液震開於表不能繼續交易藏於裏

主真武湯

曰振振欲擗地者真武湯主之陰陽氣液震開

於表裏之陰土不温不疏以茯苓淡甘氣靈合芍藥苦平生薑辛温温疏土氣白朮甘温多脂益土之液附子辛温助子水中元陽此湯能復天一始生之真元於子中克定禍亂於瞬息故湯名真武也

真武湯方載少陰篇

太陽病發汗後大汗出胃中乾煩躁不得眠欲得飲水者少少與飲之令胃氣和則愈若脉浮小便不利微熱消渴者與五苓散主之

發揚也後嗣也大猛也胃中半表上土也太陽開病陰土之液發揚半表嗣猛出毛竅半表上胃土氣燥不潤曰太陽病發汗後大汗出胃中

此躁字當作火躁解非寒躁也

乾眠目合也半表上胃土氣燥不潤陽無陰和（而煩）回煩躁半表上胃土氣燥不潤陽無陰闔曰不（胃不得合煩躁）得眠愈進也半表上胃土氣燥不潤欲得飲水少少與飲之令半表上胃土津潤陽得陰和陽氣則進半裏曰欲得飲水者少少與飲之令胃氣和則愈若如也浮陽浮也小便半裏也微無

半裏陰土之液未損可與五苓散如陰土液損不可與之與白虎加人參湯主之

也熱陽氣也如陽氣浮半表上無半裏陰土之液猛出毛竅陽無陰和而消渴者主與五苓散主之五土數也苓靈也陰得陽則靈散者布也陰得陽則布白朮甘溫多脂能溫潤土中氣液桂枝得子水之陽而冬榮其枝色紫赤得子水之陽而化生氣味辛溫辛之言新也得子水陽化

傷寒指歸　太陽篇卷之一　一百三五

寫輸也瀉降也寫瀉二字切不可混澤瀉瀉字本從寫今從瀉多年一時難以改正讀者當知

而日日新也取其枝象經絡之形溫通表裏經絡之陰化氣從新也澤寫形圓甘寒氣味甘土味也寒水氣也生於水一莖直上能啟水陰之精氣上滋胃土茯苓猪苓淡然無味入土中能化氣行水上通半表脈道半表上陽得陰和內闔於午半裏下陰得陽運外開於子陰陽和利

表裏白若脈浮小便不利微熱消渴者與五苓散主之○

五苓散方

猪苓去皮十八銖 澤瀉一兩六銖半 茯苓十八銖

桂半兩去皮 白朮十八銖

右五味為末以白飲和服方寸匕日三服多飲

白飲米飲也

暖水開水也

暖水汗出愈

發汗已脈浮數煩渴者五苓散主之

發揚也汗陰土液也已退也陽氣外揚浮半表脈中陰液退藏半裏半表脈中陽失陰和曰發汗已脈浮數陽浮半表脈中不得半裏下陰液和之闔午陰液退藏半裏下不得陽氣上布半表潤胃土之燥因煩渴者五苓散主之主淡甘

氣味布半裏退藏之液上和半表脈道之陽陽得陰和脈浮數煩渴自解曰發汗已脈浮數煩渴者五苓散主之

太陽病寸緩關浮尺弱其人發熱汗出復惡寒不嘔但心下痞者此以醫下之也如其不下者病人不惡寒而渴者此轉屬陽明也小便數者大便必鞕不更衣十日無所苦也渴欲飲水者少少與之但以法救之渴者宜五苓散

　寸主半表尺主半裏關主表裏之中應乎土太

半表脈道之陽得陰則不緩半裏脈道之陰得陽則不弱此緩字謂脈無力也

此嘔字勿作嘔吐講謂半裏下土中陰液不從子左

陽開病陰土之液不和陽開半表陽浮氣緩半裏陰運氣弱曰太陽病寸緩關浮尺弱太陽開病陽氣浮半表下陰液從毛竅外泄曰其人發熱汗出復來復也半表陽浮氣緩不能來復於午溫半裏上之陰曰復惡寒嘔吐也半表陽氣不來復半裏半裏下之陰不從子辰左吐曰不

吐外出毛竅為汗也凡半表陽氣不來復半裏下脾土之陰不上交半表上則心下痞此當用意交通上下此即第四卷中本以下之故心下痞與瀉心湯痞

嘔但凡也以用也醫之為言意也心下脾土也凡半表陽氣不來復半裏下脾土之陰不上交半表上則心下痞此當用意交通上下曰但心下痞者此以醫下之也如其不下者謂半表上陽氣不回還半裏來復於下病人不惡寒而渴者此陽氣轉繫半表上半裏陰液從陽氣交蒸

心下脾土也

傷寒指歸　太陽篇卷之一　一百卅九

不解其人渴而口燥煩小便不利者五苓散主之陰陽氣液交蒸半表上其液從毛竅泄出胃土乾燥而渴主白虎加人參湯半裏下陰液煩數半表上

於上其液從毛竅泄出不能內潤胃土之燥而

曰如其不下者病人不惡寒而渴者此轉屬陽明也

渴小便半裏也數煩數也大便半表也鞕堅也半裏下陰液煩數半表上為汗半表陽氣不順利半裏半裏陰土之氣必堅曰小便數者大便必鞕不更衣謂陰陽氣液不能更相替代表裏十日謂陽開於子至陽藏於卯時無所苦謂無

為汗半表陽氣不順利半裏半裏陰土之氣必堅主大承氣湯

如陰陽氣液浮半表上汗出多而渴者不適五苓散

半裏陰堅滿痛之苦祇胃土乾燥渴欲飲水少少與飲之使氣液相和表裏則愈曰不更衣十日無所苦也渴欲飲水者少少與之法象也但以病象宜五苓散不宜五苓散如心下痞其人渴而燥煩半裏陰液下利不土利者即適五苓散之理如陰陽氣液浮半表上汗出多而渴者

傷寒指歸　太陽篇卷之一　百四

適白虎加人參湯之理，

即不適五苓散之理。曰：但以法救之。渴者宜五苓散。

發汗後飲水多必喘以水灌之亦喘

發起也汗陰土液也飲水漱水也起陰土之液外出為汗後半表半裏上陽氣不足若以冷水數噭其口水之寒氣束搏半裏上其氣不能至半裏下從左上吐反從口出而喘曰發汗後飲水多必喘灌盥也若以冷水數盥其手水之寒手臂屬半表應背部半表上經道

氣束縛半表上其氣不能自半表上從右下降
亦從半裏上口出而喘曰以水灌之亦喘。

發汗後水藥不得入口為逆若更發汗必吐下不止
發揚也汗陰土液也後半裏也口屬半裏上也
逆不順也陰土之液隨陽氣發揚於表外出毛
竅不順經道回還於裏半裏上氣逆不降水藥
不能入口曰發汗後水藥不得入口為逆更再
也吐升也下降也若陰土之液再揚於表外出

毛竅爲汗表。識經道中陰陽升降之氣不相交
欲相止也。曰若更發汗必吐下不止。

發汗吐下後虛煩不得眠若劇者必反覆顛倒心中懊憹梔子豉湯主之若少氣者梔子甘草豉湯主之若嘔者梔子生薑豉湯主之

發揚也汗陰土液也吐水從半裏上口出也下水從半表下穀道旁出也後半裏也虛不足也煩陽失陰和也眠目合也太陽開陰土之液隨

陽氣外揚半表為汗或從半裏上吐出或從半表下下出半裏陰液不足以和半表之陽陽失陰和而煩陽失陰合而不得眠曰發汗吐下後虛煩不得眠懊憹心中恨亂難言也若煩之劇者陽失陰合必反覆顛倒不安心中恨亂難言難言者是脾土深奧處陰液不能震動辰土和

陽氣交姤於午，曰若劇者必反覆顛倒，心中懊憹，梔子豉湯主之。梔子黄赤氣味苦寒，黄為土之色，赤為火之色，苦為火之味，寒為水之氣，能固半表陽氣回還半裏。凡豆體皆重，取黑豆成豉，黑，水之色，得蒸盦之氣，易重從輕，能宣發半裏陰液回還半表，曰梔子豉湯主之。少，短也，半裏下土氣不足

主梔子豉湯

梔子豉湯主之

其氣難以轉運半表上故氣短如氣短虛煩不得眠主梔子甘草豉湯調和表裏陰陽以甘草極甘培半裏下外開不足之土氣嘔吐也半裏

曰若少氣者梔子甘草豉湯主之

上土氣不疏其氣難以轉運半裏下故嘔吐如嘔吐虛煩不得眠主梔子生薑豉湯調和表裏

曰若嘔者梔子生薑豉湯主之

陰陽以生薑辛溫疏泄半裏上內闔不足之土氣生中陰液也

氣右二味象二陰耦陽也以水四升象陰陽氣

曰若嘔者梔子生薑豉湯主之

液口轉八方先煮梔子得二升半半物中分也

象二陰耦陽闔午從中分運半裏也內豉煮取

一升半象一陽開子從中分運半表也吐舒也

去滓分為兩服溫進一服得陰土陰舒陽氣回

還半裏不煩能眠即止後服

一合為一兩四合即四兩

梔子豉湯方

梔子十四枚擘生用　香豉四合綿裹

右二味以水四升先煮梔子得二升半內豉煮取一升半去滓分為兩服溫進一服得吐者止後服

得吐者止後服此吐字勿作嘔吐解謂陰土陰液得陽氣還半裏陰土中土之

梔子甘草豉湯方

陰液得陽氣蒸運，從子辰左吐不煩，能眠，即止後服，勿謂服梔子豉湯能作嘔吐也。

梔子生薑豉湯方

即梔子豉湯加甘草二兩，煎法同。

即梔子豉湯加生薑五兩，煎法同。

傷寒指歸　太陽篇卷之一　一百六十五

發汗若下之而煩熱胷中窒者梔子豉湯主之

發揚也汗陰土液也下之指底下陰液也煩陽失陰和也熱陽氣也胷中指半裏上也發揚陰土之液外出為汗若底下之陰不能循經道上濟其陽闔午半表上陽失陰濟而煩熱半裏上陰失陽運而胷中氣窒曰（主梔子豉湯）發汗若下之而煩熱

胷中窒者梔子豉湯主之以梔子苦寒固半表上陽氣回還半裏以香豉宣發半裏下陰液回還半表經道表裏陰陽相和自不煩熱胷中陰得陽運自不氣窒

傷寒五六日大下之後身熱不去心中結痛者未欲解也梔子豉湯主之

五六日辰巳時也大半表也下之指半裏下陰液也後半裏也陽氣浮外不藏至次日辰巳時陽浮半表半裏下陰液不能震動於辰回還於巳内闔半裏曰傷寒五六日大下之後身熱不

上和陽氣

傷寒指歸　太陽篇卷之一　一百四八

去熱陽氣也去藏也陽不去藏於邪陰陽氣液不能和利心中心中陰氣不舒形如有物裹結而痛痛之所以然者是半裏下陰液不能上和半表陽氣交蒸午未繼續陽氣去藏邪也曰心中結痛者未欲解也梔子豉湯主之梔子固半表陽氣回還半裏以和其陰香豉宣發半裏陰

主梔子豉湯　身熱不去

液回還半表以和其陽陰陽氣液和於表裏心中結痛自除

傷寒下後心煩腹滿卧起不安者梔子厚樸湯主之
下半裏下也後半裏也心陽也腹陰也陽不藏
邪半裏下陰土之液不能從左上吐陽無陰和
而心煩陰無陽運而腹滿陽無陰和陰無陽運
陰陽氣液不能交和左右上下則卧起不安梔
者主
子苦寒外固其陽厚樸苦温內運其陰枳實臭
厚樸湯梔子

香形圓臭香能化土之濁陰圓能轉運土氣升降中土氣疏陰陽圓轉曰傷寒下後心煩腹滿卧起不安者梔子厚樸湯主之温進一服得陰土之液從左上吐即止後服何以知陰液從左上吐證心不煩腹不滿卧起安也

梔子厚樸湯方

此吐字勿作嘔吐解

梔子十四枚擘　厚樸四兩去外粗皮切片炙香　枳實四枚水浸去穰炒

已上三味以水三升半煮取一升半去滓分二服温進一服得吐止後服

凡古丸字

傷寒醫以凡藥大下之身熱不去微煩者梔子乾薑湯主之

醫之為言意也以用也凡圓轉也大半表也下之指半裏下陰液也身伸也舒也熱陽氣也去藏也微幽微處也煩陽失陰和也陽不藏邪意會之用員轉藥固半表陽氣藏半裏下伸舒其

陰陽氣不去藏於邪幽微處之陰失其陽溫浮外之陽失其陰和而煩〔者〕主梔子〔乾薑湯梔子〕苦寒固半表上陽氣回還半裏乾薑辛溫溫半裏下陰液回還半表陽得陰和陰得陽溫陰陽氣液自員轉表裏曰傷寒醫以凡藥大下之身熱不去微煩者梔子乾薑湯主之

梔子乾薑湯方

梔子十四枚擘　乾薑二兩

右二味以水三升半煮取一升半去滓分二服溫進一服得吐者止後服吐舒也

凡用梔子豉湯病人舊微溏者不可與服之

梔子苦寒主降不主升凡病人舊患幽微處之
水氣濡滯不能從左上吐者切不可與之曰凡
用梔子豉湯病人舊微溏者不可與服之

咽喉乾燥者不可發汗

咽主地氣喉主天氣咽因地液温升而不乾喉候天氣清降而不燥人身肌肉象大地之土津液包藏土中得太陽大氣發揚於子内闔於午所以咽喉不乾不燥也如土中陰液不足切不可發汗曰咽喉乾燥者不可發汗

揚陰土之液外出爲汗

咽喉乾燥者

傷寒指歸　太陽篇卷之一　一百五十五

淋家不可發汗發汗必便血

經云膀胱者州都之官津液藏焉氣化則能出矣愚按膀胱二字膀四旁也胱光明也州都土也津液土中水氣也人身津液藏肌體中如地之水藏土中也曰足太陽膀胱經者謂太陽陽開四旁無處不光明也太陽陽氣從子上開其

傷寒指歸　太陽篇卷之一　一百五十六

陰液亦隨之而上開上潤口咽為津液外潤肌表為汗液太陽陽氣從午內闔其陰液亦隨之而內闔温養藏府筋骨下出脬中為尿汗與尿皆係陰土之津液津液乃日進之水穀得陽氣蒸化故出也曰膀胱者州都之官津液藏焉氣化則能出矣又云三焦者決瀆之官水道出焉決開

也瀆通也道路也出生也太陽陽氣開通則上中下水路通調而萬物生焉非謂尿脬為膀胱也故曰三焦者決瀆之官水道出焉淋之為病乃下焦陽氣不能開通木氣不達土氣不疏水路不為之通調水液陷下為濁為淋久患淋病之人土失水榮若發揚陰土之液不但無汗可

切不可發揚陰土之液外出為汗

傷寒指歸　太陽篇卷之一　百五七

治淋病與治痢疾法相同，用四逆散加鮮薤白、果紫菀茸、上廣皮、雲茯苓。如有血出，加懷牛膝、桃仁、紅花。

四逆散方

春柴胡葉　江枳壳

生細草梢　杭白芍

出其偏性之熱氣反內逼陰土三陰經脈之血循膀旁之絡系由尿竅外出曰淋家不可發汗發汗必便血。

人之身譬如樹木植於地其根核賴土氣培之水氣養之陽氣生之水藏土中陰得陽關從左上吐外榮枝葉陽得陰闔從右下降內榮根核

水土陰液全賴太陽大氣發揚上下左右不息若地之陽氣不能温升則木氣不達木氣不達則土氣不疏水液下淋所以謂之淋病也治淋病之法請看地氣不温升木氣不條達水液下淋治之宜温地氣達其木氣疏其土氣使水液榮上自不淋下其血亦然

痓即痙病也

膿血即肌中陰液所化

瘡家雖身疼痛不可發汗發汗則痓

瘡家謂久患膿血之人雖設也肌體中陰液不足設有身疼痛之證不可發揚陰土之液外出毛竅為汗如液出毛竅筋失其柔則痓曰瘡家雖身疼痛不可發汗發汗則痓

久患膿血之人

傷寒指歸　太陽篇卷之一　百五九

眴音舜

衄家不可發汗汗出必額上陷脉緊急直視不能眴不得眠

人之肉猶地之土也人之血猶地之水也人之經脉猶地之有河徑也汗為水之氣血為水之質水之液循半表半裏之肌腠由毛竅外出則曰汗水之質循半表半裏之經脉由鼻竅外出

則曰衄衄家謂平素多衄之人也額上屬牛裏上三陽經道交會之處也緊急不柔也不能眴睛不能轉視也眠目合也平素多衄之人屬陽氣少藏陰土液少三陽經道空虛不可發揚陰土之液外出爲汗汗出則三陽津竭脈枯必額上陷三陽經道失陰土液柔則緊急致目正視

而不能轉又不能合此為三陽津竭脈枯之危候曰衄家不可發汗汗出必額上陷脈緊急直視不能眴不得眠

亡血家不可發汗發汗則寒慄而振

凡吐血下血甚多謂之亡血家亡去也血陰也

氣楊也脈中陰血去多陽氣亦損不可起陰土

之液外出半表為汗如陰液外出為汗其陽隨

陰外越裏陰失温則寒慄而身振摇曰亡血家

不可發汗發汗則寒慄而振

傷寒指歸　太陽篇卷之一　　百五十三

汗家重發汗必恍惚心亂小便已陰疼與禹餘糧丸

病汗之家陰陽氣液已不足中土累起陰土之

液外出毛竅必心神恍惚內亂曰汗家重發汗

必恍惚心亂小便半裏也已畢也半裏陰液利

下為尿尿畢前陰作疼此證陰陽氣液不足於

與禹餘糧丸曰小便已陰疼

裏也與禹餘糧凡禹餘糧質類穀粉氣味甘寒

傷寒指歸　太陽篇卷之一　一百六十三

以之為凡培土固氣使陰陽之精氣復交會中土也

陳修園按本方失傳王日休補方用禹餘糧赤石脂生梓皮各三兩赤小豆半升共為末蜜凡彈子大以水二升煮取一升早暮各一服然亦不過利水之品毫無深意

愚按禹餘糧丸祗此一味以蜜為丸煮服何也
汗家重發汗土之氣液皆虛禹餘糧質類穀粉
氣味甘寒與此培土固氣使陰陽精氣復交會
中土恐有他變反傷土氣候明眼再政

病人有寒復發汗胃中冷必吐蚘

病人有寒謂平素脾陽不足也脾陽不足而陰液亦不足陰陽氣液悉虛於裏反發其汗脾土之陽更虛脾土陽虛胃中氣冷必吐蚘蟲也蚘乃胃中長蟲如土中虹蚓土無虹蚓則實而不虛五穀不化人無蚘蟲其土亦實而不虛所食

之穀亦不化夫虹蚓乃土中精氣所生喜陽氣
溫養陽氣上逆土中陽少氣寒蚘蟲就暖而吐
出曰病人有寒復發汗胃中冷必吐蚘

傷寒醫下之續得下利清穀不止身疼痛者急當救裏後身疼痛清便自調者急當救表救裏宜四逆湯救表宜桂枝湯

醫之爲言意也下之指半裏下陰也續繼續也得相得也陽不藏邪以意會之當温半裏下之陰繼續陽氣内藏於邪使陰陽氣液相得半表

曰傷寒醫下之續得下利清寒也穀生也止足也身伸也舒也救助也陽不藏邪半裏下氣寒生陽不足以伸舒半表半表經絡之陰不通而痛急當救助半裏下之陰回還半裏上陽氣來復半表經絡也曰清穀不止身疼痛者急當救裏後半裏上也清寒也便順利也調和也陽氣

陰得陽為之救助

不足以伸舒半裏上半裏經絡之陰氣寒不通疼痛使陽氣順利自和者急當救助半裏上之陰回還半表下陽氣來復半裏經絡也曰後身疼痛清便自調者急當救表救助裏陰宜四逆湯溫半裏下之陰復陽於子救助表陽宜桂枝湯溫半裏上之陰復陽於午曰救裏宜四逆湯

傷寒指歸　太陽篇卷之一　　一百廿

救表宜桂枝湯。

反沈二字著眼

病發熱頭痛脈反沈若不差身體疼痛當救其裏宜

四逆湯

發揚也熱陽氣也病一陽陽氣發揚半表下而氣浮半表半裏上頭部之陰失陽氣溫通曰病發熱頭痛沈裏也若乃也差不齊也體第也當主也救助也一陽陽氣浮半表下脈當應之浮

不浮而反沈，乃裏之陽氣不齊於子，陰陽氣液環轉周身次第不通，而證身體疼痛。主助裏陰，適四逆湯辛甘温之理，助陰中之陽，使氣液轉運周身。曰脉反沈，若不差，身體疼痛，當救其裏，宜四逆湯。

太陽丁編

竹生

傷寒精歸

本發汗而復下之此為逆也若先發汗治不為逆本先下之而反汗之為逆若先下之治不為逆

太陽病先下之而不愈因復發汗以此表裏俱虛其人因致冒冒家汗出自愈所以然者汗出表和故也得裏未和然後復下之

太陽病未解脈陰陽俱停必先振慄汗出而解但陽

脈微者先汗出而解但陰脈微者下之而解若欲下之宜調胃承氣湯主之

太陽病發熱汗出者此為營弱衛強故使汗出欲救邪風者宜桂枝湯

傷寒五六日中風往來寒熱胷脅苦滿默默不欲飲食心煩喜嘔或胷中煩而不嘔或渴或腹中痛或

脅下痞鞕或心下悸小便不利或不渴身有微熱

或欬者與小柴胡湯主之

加減法

若胷中煩而不嘔去半夏人參加栝蔞實一枚

謂整栝蔞實非栝蔞仁為實也

若渴者去半夏加人參合前成四兩半栝蔞根四兩

若腹中痛者去黃芩加芍藥三兩

若脅下痞鞕去大棗加牡蠣四兩

若心下悸小便不利者去黄芩加茯苓四兩

若不渴外有微熱者去人參加桂枝三兩温覆取微

似汗愈

若欬者去人參大棗生薑加五味子半升乾薑二兩

血弱氣盡腠理開邪氣因入與正氣相摶結於脅下

正邪分爭往來寒熱休作有時默默不欲飲食藏府相連其痛必下邪高痛下故使嘔也小柴胡湯主之服柴胡湯已渴者屬陽明也以法治之

澀濇同

傷寒陽脉澀陰脉弦法當腹中急痛者先與小建中湯不差者與小柴胡湯主之

傷寒中風有柴胡證但見一證便是不必悉具

凡柴胡湯病證而下之若柴胡證不罷者復與柴胡湯必蒸蒸而振却發熱汗出而解

蒸去聲

太陽病過經十餘日心下溫溫欲吐而胷中痛大便反溏腹微滿鬱鬱微煩先此時自極吐下者可與調胃承氣湯若不爾者不可與但欲嘔胷中痛微溏此非柴胡證以嘔故知極吐下也

得病六七日脈遲浮弱惡風寒手足溫醫二三下之
不能食而脅下滿痛面目及身黄頸項強小便難
者與柴胡湯後必下重本渴而飲水嘔者柴胡湯
不中與也食穀者噦
中風發熱六七日不解而煩有表裏證渴欲飲水水
入則吐者名曰水逆五苓散主之
傷寒指歸　太陽篇卷之一原文　三十三

太陽病過經十餘日反二三下之後四五日柴胡證仍在者先與小柴胡湯嘔不止心下急鬱鬱微煩者為未解也與大柴胡湯下之則愈

傷寒二三日心中悸而煩者小建中湯主之

傷寒四五日身熱惡風頸項強脅下滿手足溫而渴者小柴胡湯主之

傷寒發熱汗出不解心中痞鞕嘔吐而下利者大柴胡湯主之

本以下之故心下痞與瀉心湯痞不解其人渴而口燥煩小便不利者五苓散主之

傷寒汗出而渴者五苓散主之不渴者茯苓甘草湯主之

傷寒指歸　太陽篇卷之一原文　二十三

傷寒厥而心下悸者宜先治水當服茯苓甘草湯卻治其厥不爾水漬入胃必作利也

發汗病不解反惡寒者虚故也芍藥甘草附子湯主之

發汗後惡寒者虚故也不惡寒但熱者實也當和胃氣與調胃承氣湯

傷寒十餘日熱結在裏復往來寒熱者與大柴胡湯但結胷無大熱者此為水結在胷脅也但頭微汗出者大陷胷湯主之

傷寒十三日不解胷脅滿而嘔日晡所發潮熱已而微利此本柴胡證下之而不得利今反利者知醫以凡藥下之非其治也潮熱者實也先宜小柴胡

傷寒指歸　太陽篇卷之一原文　三三

湯以解外後以柴胡加芒硝湯主之
傷寒十三日不解過經譫語者以有熱也當以湯下
之若小便利者大便當鞕而反下利脈調和者知
醫以丸藥下之非其治也若自下利者脈當微厥
今反和者此為內實也調胃承氣湯主之
太陽病不解熱結膀胱其人如狂血自下下者愈其

外不解者尚未可攻當先解外外解已但見少腹急結者乃可攻之宜桃核承氣湯方

太陽病六七日表證仍在脈微而沈反不結胸其人發狂者以熱在下焦小腹當鞕滿小便自利者下血乃愈所以然者以太陽隨經瘀熱在裏故也抵當湯主之

傷寒指歸　太陽篇卷之一原文　二十四

太陽病身黄脉沉結少腹鞕小便不利者爲無血也
小便自利其人如狂者血證諦也抵當湯主之
傷寒有熱少腹滿應小便不利今反利者爲有血也
當下之不可餘藥宜抵當丸

本發汗而復下之此為逆也若先發汗治不為逆本先下之而反汗之為逆若先下之治不為逆

本始也發開也起也汗陰土液也復反也下降也逆不順也始病陰液不隨陽氣開子當起陰土之液外達半表以和其陽而反以苦寒氣味

若先起陰土之液外達半表半表陽無陰和其陽則治於半不逆半表而順利半裏

降之今陰液下陷半裏不順半表曰本發汗而

傷寒指歸 太陽篇卷之一 百卆九

復下之此為逆也若先發汗治不為逆始病陽氣無陰液闔午當先闔在上陽氣內降半裏以和其陰而反起陰土之液外出毛竅不和陽氣若先闔在上陽氣內降半裏表半裏陰得陽和其陰則治於子不逆半裏表而順利半表順利半裏曰本先下之而反汗之為逆若先下之治不為逆

太陽病先下之而不愈因復發汗以此表裏俱虛其人因致冒冒家汗出自愈所以然者汗出表和故也得裏未和然後復下之

先前進也下半裏下也愈進也太陽病陽氣先半裏下之陰前進而陰不進曰太陽病先下之而不愈因猶依也其陰不依附陽氣前進來復

半表和陽氣發揚半裏以生陰以此表陽失陰生裏陰失陽生曰因復發汗以此表裏俱虛冒從冒從目蔽也目得陽而開得陰而明其人半裏之陰不能外致半表地天氣昏冒其明如有物蔽於前也曰其人因致冒裏之陰液自進半表之所以然者故也陽得陰和天氣清淨而日月光明曰冒家汗出

下下二字分清

自愈所以然者汗出表和故也。得相得也半裏之陰未能相得半表之陽然後復籌半裏下陰液使之上和半表之陽曰得裏未和然後復下之。

太陽病未解脈陰陽俱停必先振慄汗出而解但陽脈微者先汗出而解但陰脈微者下之而解若欲下之宜調胃承氣湯主之

人身血脈相傳應太陽陽氣開闔轉運不停解開也停者行而中止也太陽病陰液未和陽氣開予血脈中氣液轉運俱停曰太陽病未解脈

傳轉也其陽開轉其陰先陽前進必先震動自新外證竦縮之狀汗出而解此

即後人云之戰汗也如汗出氣平肢暖神清則愈汗出氣急肢冷神糊則死陽明病欲解時從申至戌上半裏上脈中陽無陰和此即陽明陽氣燥結半裏

陰陽俱停振震動也慄竦縮也出進也其陽開轉其陰先陽前進必先震動自新外證竦縮之狀曰必先振慄汗出而解陽指半表也微無也凡陽氣先陰前進半表下脈中陽無陰和治之使陰液先陽前進半表上乃解曰但陽脈微者先汗出而解陰指半裏也下降也凡陽氣先陰

上不能從申至戌宜調胃承氣湯鹹苦甘氣味合化陰氣解半裏上土燥陽結今陽氣從申至酉藏戌溫生戌土亥水之陰

前進半裏上脈中陽無陰和治之使陽氣下降半裏下乃解曰但陰脈微者下之而解若欲下之宜（適）調胃承氣湯鹹苦甘氣味調和陽氣下降為主曰若欲下之宜調胃承氣湯主之

太陽病發熱汗出者此為營弱衛強故使汗出欲救邪風者宜桂枝湯

營運也弱不強也衛陽氣也強勝也邪偏也風陽氣也

太陽閉病陽氣浮半表下故發熱陽氣浮半表

外出毛竅不為陽固發熱汗出者

下陰土之液隨陽氣外泄故汗出曰太陽病發熱汗出者營運也弱不強也衛陽氣也強勝也

此為 陰土液隨

營運之陽氣勝半表下不強半裏上曰此為營

故令汗出

弱衛強故使汗出邪偏也風陽氣也欲救陽氣陰液偏勝半表下者宜（適）桂枝湯溫疏半裏上土氣半裏陰溫土疏陽氣陰液來復半表上內闔

（太陽病發熱汗出者此為營弱衛強故使汗出）

半裏自不偏勝半表下曰欲救邪風者宜桂枝湯

傷寒五六日中風往來寒熱胷脅苦滿默默不欲飲食心煩喜嘔或胷中煩而不嘔或渴或腹中痛或脅下痞鞕或心下悸小便不利或不渴身有微熱或欬者與小柴胡湯主之

五六日辰巳時也中讀作得風陽氣也陽不內藏於邪陽氣往來皆浮半表半裏之上下至次

皆浮

日辰巳時得陽氣浮半表上至其時陽氣當從午內闔陽氣來（往）於午不往（來）於子半表上（裏下陰）陽失陰（陽）因（温）而發熱（惡寒）陽氣往（來）於午不來（往）於子半裏下陰（表上陽）失陽温（陰固）而惡寒（發熱）曰傷寒五六日中風往來寒熱表裏陰陽不應樞機開闔胷脅為之苦滿曰胷脅苦滿默默靜也不語也陽氣往而不來來而不

往陰陽氣液不交蒸於午其人喜靜不語不欲食曰默默不欲飲食陽得陰則闔半表上陽氣求其陰闔無陰闔之曰心煩陰得陽則開半裏下陰氣求其陽開（無陽開之）而水氣無所區別善逆半裏上而嘔曰喜（或）嘔胃中半裏上也半表陽氣應從半裏樞闔如不應樞闔則上逆清降之陽曰或

胃中煩而不嘔不嘔者證無水氣逆半裏上故不嘔也如陽不內闔陰液不能上舒半表潤胃土之燥曰或渴陽不內闔來復腹中腹中陰滯曰或腹中痛陽不內闔兩旁樞滯則陰液結於脅下曰或脅下痞鞕心下脾土也陽不內闔脾土陽虛曰或心下悸小便半裏也陽不內闔半

裏之陰不能從左上利半表曰小便不利陽不內闔陰液亦浮而不闔曰或不渴身可屈伸也有質也微無也熱陽氣也陽氣屈伸於表往而不來質無陽氣從右內闔曰身有微熱陽不內闔陰液滯上而為飲阻礙氣道呼吸不利而欬

主小柴胡湯

曰或欬者與小柴胡湯主之人身制動之主曰

樞機樞機制動遇陽則開遇陰則闔小柴胡湯撥轉左樞固陽氣從午右闔來復於子順收藏之令也柴胡苦平味薄能固陽轉運樞機黄芩苦寒味薄能堅半表上之陰固陽氣從午内闔半夏辛平能降半裏上水逆氣結生薑辛温化氣横行疏泄左右土氣陽往半表上不從午内

闔半表上土味與陰液皆不足人參甘寒甘草
甘平合大棗十二枚汁多氣濃益陽土陰液固
陽氣闔午藏卯右七味象陽數得陰復於七以
水一斗二升象地支十二數者取六升象陽數
得陰還於巳陰數得陽變於亥去滓再煎再三
也象二陰偶陽取三升象三陽來復半裏以生

陰溫服一升日三服象陰數得陽開於子陽數得陰闔於午

小柴胡湯方

柴胡半觔　黃芩三兩　人參三兩　甘草炙三兩

半夏洗半升　生薑切三兩　大棗十二枚擘

右七味以水一斗二升煮取六升去滓再煎取

三升温服一升日三服

實謂整栝蔞實非栝蔞仁為實也

加減法

若胷中煩而不嘔去半夏人參加栝蔞實一枚

胷中半裏上也如半裏上陽氣不應樞機從午內闔太陰清降之陰氣應降不降則胷中煩而不嘔不嘔者無水氣逆半裏上故煩而不嘔也半夏散逆上之水人參助土中陰液此天氣不

傷寒指歸　太陽篇卷之一　　頁卆

清降故去之加栝蔞貫甘寒清潤復天氣清降闔陽於午陽得陰闔而胃次氣清自不煩也

若渴者去半夏加人參合前成四兩半栝蔞根四兩

若渴者證半裏上無水逆半表上陽土之氣燥故去半夏五兩加人參一兩半合前成四兩半栝蔞根四兩酸甘化陰起津液於脈中土潤胃土氣燥

若腹中痛者去黄芩加芍藥三兩

如腹中土氣不疏而痛去黄芩苦降加芍藥苦

平疏泄半裏土氣

若脅下痞鞕去大棗加牡蠣四兩

如兩旁樞滯則液停脅下去大棗汁多氣濃加牡蠣鹹平耎其堅結使樞機氣利陰液流通痞解鞕除矣

若心下悸小便不利者去黄芩加茯苓四兩

心下脾土也小便半裏也如陽氣虚中而悸半裏之陰不利半表者去黄芩苦寒加茯苓四兩淡通陰土之陰陰土氣靈陽氣内伏陰液左行

傷寒指歸　太陽篇卷之一　一百十四

若不渴外有微熱者去人參加桂枝三兩温覆取微似汗愈

陽氣浮外陰精亦浮於外故不渴有質也微無也質無陽氣往於裏半裏下經脉不温去人參甘寒加桂枝三兩温覆取微似汗愈温暖也覆復也取收也愈進也加桂枝三兩以氣濃下行

傷寒指歸　太陽篇卷之一　百五

內温半裏下經脉之陰半裏下經脉陰暖半表上陽氣來復浮上之陰精亦和陽氣內收前進半裏也

若欬者去人參大棗生薑加五味子半升乾薑二兩

如液停為飲阻礙氣道而致欬者去人參大棗

汁多氣濃生薑辛温化氣横行加五味子乾薑

酸温氣味斂陽氣歸根助木氣發榮今表裏陰

陽氣和津液流通氣道中痰飲除而欬自解

傷寒指歸　太陽篇卷之一　一百六十六

血弱氣盡腠理開邪氣因入與正氣相摶結於脅下正邪分爭往來寒熱休作有時默默不欲飲食藏府相連其痛必下邪高痛下故使嘔也小柴胡湯主之服柴胡湯已渴者屬陽明也以法治之

弱不強也盡極也血弱是陰液不強於半裏下氣盡是陽氣極於半表上曰血弱氣盡腠者三

陰得陽則強
陽得陰則健

焦通會元真之處理者皮膚藏府之文理也邪氣體中陰氣也正氣體中陽氣也入得也分半表半裏也爭持也作與起也元陽開陽氣極於半表上不回還半裏半裏體中陰氣因得與陽氣相搏結於臍下曰腠理開邪氣因入與正氣相搏結於臍下陽氣應闔之時樞機不利陽與

陰爭持半表半裏上下之中陽氣往於午不來於子半裏下陰失陽溫而惡寒陽氣來於午不往於子半表上陽失陰固而發熱寒熱休息興起質乎其時曰正邪分爭往來寒熱休作有時默默靜也不語也陽氣往而不來來而不往陰陽氣液不交蒸於午其人喜靜不語不欲食曰

傷寒指歸　太陽篇卷之一　百廿八

默默不欲飲食藏陰也府陽也連接續也人身陰陽氣液轉運表裏自相接續曰藏府相連痛不通也必表識也下半裏下也表識半裏下陰液不交蓋通於上曰其痛必下邪高謂陽氣偏勝半表上痛下謂陰氣不通半裏下曰邪高痛下使令也嘔吐也水逆半裏上陽勝半表上陽無

陰和主小柴胡湯益半表上陰液固陽闔午回還半裏順收藏之令曰故使嘔也小柴胡湯主之渴者半裏脾土陰液不足潤半表上胃土氣燥故渴陽得陰則明以用也如服柴胡湯已半裏下脾土陰液不足以上潤胃土之燥而口渴者屬陽失陰和其陰不明半表地支之六數用前加減法去

傷寒指歸　太陽篇卷之一　一百九

半夏五兩加人參一兩半合前成四兩半栝蔞根四兩之法治之曰服柴胡湯已渴者屬陽明也以法治之

澀濇同

傷寒陽脈澀陰脈弦法當腹中急痛者先與小建中湯不差者與小柴胡湯主之

陽半表也澀不滑也陽不內藏於邪半表下脈中之陰失其陽溫澀而不滑曰傷寒陽脈澀陰半裏也弦數也陽不內藏於邪半裏上脈中之陽失其陰固數而不和曰陰脈弦法象也急窘

傷寒指歸　太陽篇卷之一　百八十

也迫也痛不通也者如彼也病象是陽不內藏於邪半表下脈中之陰失其陽溫而澀半裏上脈中之陽失其陰固而數中土氣液空虛窘迫不通而痛如彼之陽氣不藏於邪中土氣液空虛窘迫不通而痛者先與小建中湯建立中氣疏其土氣中土建陽內藏曰法當腹中急痛者

先與小建中湯桂枝辛溫溫表裏脈中之陰生薑辛溫化氣橫行溫通左右絡道之陰陽不藏邪半裏下土氣不疏重用芍藥苦平氣味疏泄半裏下土氣陽不藏邪土味不足於中氣液窘廹以甘草極甘助土之味以大棗膠飴之甘汁多氣濃助土之液右六味象半裏陰數得陽氣

傷寒指歸　太陽篇卷之一　一百九十一

變於六以水七升象半表陽數得陰液復於七
膠飴形怡怡然也怡怡和悦貌煮取三升去滓
内膠飴更上微火消解象陽氣内藏於丣半裏
上陽得陰固半表下陰得陽温陰陽氣液和悦
中土温服一升象陰數得陽開於子日三服象
陽數得陰闔於午嘔家是土氣逆半裏上不可

再以甜味助逆半裏上之土氣曰嘔家不可用建中湯以甜故也差不齊也者如此也如此陰陽氣液不齊於午與小柴胡湯益半表上陰液固陽闔午曰不差者與小柴胡湯主之

小建中湯方

桂枝三兩 去皮 芍藥六兩 甘草二兩 炙

大棗十二枚擘 生薑三兩切 膠飴一升

右六味以水七升煮取三升去滓內膠飴更上微火消解溫服一升日三服嘔家不可用建中湯以甜故也

太陽中風陽氣浮半表下用桂枝湯温半裏上之陰半裏陰温浮半表下之陽自還半裏陽氣浮半表上半裏下液少益半表上陰

傷寒中風有柴胡證但見一證便是不必悉具

中讀作得傷寒是陽氣浮半裏上中風是陽氣浮半表上有得也得柴胡證但見一證便是不必悉具曰傷寒中風有柴胡證但見一證便是不必悉具

液和半表上
陽氣回還半
裏

蒸去聲

凡柴胡湯病證而下之若柴胡證不罷者復與柴胡湯必蒸蒸而振却發熱汗出而解

凡病病一陽陽氣不內固於土也證質也下之指半裏下陰液也質陽氣浮半表上而半裏下陰液不足以土和陽氣交蒸於午服小柴胡湯益半表上陰液固陽闔午復再也蒸蒸熱氣也

傷寒指歸　太陽篇卷之一　一百九十四

若小柴胡證不罷再與小柴胡湯益半表上陰液陽得陰助交蒸於午必有一番振動却發熱汗出而解曰凡柴胡湯病證而下之若柴胡證不罷者復與柴胡湯必蒸蒸而振却發熱汗出而解

太陽病過經十餘日心下溫溫欲吐而胷中痛大便反溏腹微滿鬱鬱微煩先此時自極吐下者可與調胃承氣湯若不爾者不可與但欲嘔胷中痛微溏此非柴胡證以嘔故知極吐下也

過失也經常也十餘日卯戌時也心下半裏下也溫溫陽氣也欲之為言續也胷中半裏上也

痛不通也太陽開病一陽陽氣外浮至午時陽不內闔而失常至卯戌時半裏下脾土之陰失陽氣温温接續從子土吐半裏上胷中之陰失陽氣闔午氣滯不通而痛曰太陽病過經十餘日心下温温欲吐而胷中痛大半表也便順利也溏水氣濡滯也微幽微處也滿悶也陽闔失

常半表上陽氣不順利半裏下幽微處水氣濡滯腹裏而悶曰大便反溏腹微滿微無也陽闔失常陽氣鬱蒸於午無陰液上承半表和陽氣闔午而作煩曰鬱鬱微煩先前進也此期也時午時也自從也吐舒也下半裏下也陽氣前進半表當期其時內闔半裏從陽極於午不內闔陽氣至午當闔不闔又無半裏下陰液和之陽土氣

燥而實調胃承氣湯鹹苦甘氣味潤陽土燥實苦甘合化陰氣和陽闔午藏卯入戌故曰可與調胃承氣湯

半裏溫舒半裏下之陰者可與調胃承氣湯鹹苦甘氣味調和半表上陽氣內闔半裏其陰始能上承半表也曰先此時自極吐下者可與調胃承氣湯若半裏下陰土液少不足以和半表上陽氣前進闔午不可與調胃承氣湯當與小柴胡湯益半表上陰液固陽前進闔午曰若不

爾者不可與嘔吐也凡半裏脾土之陰失陽氣温温接續從于上吐半裏上氣滯不通而痛半裏下水氣濡滯腹裏而滿此胷痛腹滿是陽氣極於午不內闔半裏温舒其陰調胃承氣證非柴胡證也曰但欲嘔胷中痛微溏此非柴胡證以因也其故因陽氣吐出極於午不內闔半裏

下。蒸陰土之陰土，承半表也，曰以嘔，故知極吐下也。

得病六七日脉遲浮弱惡風寒手足温醫二三下之不能食而脅下滿痛面目及身黃頸項强小便難者與柴胡湯後必下重本渴而飲水嘔者柴胡湯不中與也食穀者噦

病字從丙凡病病一陽陽氣不内固於土而外浮六七日巳午時也巳午時陰陽氣液極於上

傷寒指歸　太陽篇卷之一　一百九八

至其時得陽極於上而脉中陰液遲滯不和陽氣極於上則陽浮氣弱惡風寒曰得病六七日脉遲浮弱惡風寒手足內應脾土溫陽氣也醫之為言意也二三丑寅時也下半裏下也陰得陽則生脾土陽氣外浮陰液不生以意會之半裏下液少不足以和陽氣交紐丑土引達於寅

陽氣得陰助則強陽得陰則兩手不寒陰得陽則兩足不寒陰非陽不生陰不生是陽氣未藏戌土

得陽氣浮半表上故不能食不有半裏下陰液上和陽氣交蒸巳午陽樞氣滯故胸下滿痛曰手足溫醫二三下之不能食而胸下滿痛氣液不交蒸巳午土失水榮曰面目及身黃氣液不交蒸巳午少陽經脉之筋失其柔和曰頸項強小便半裏也難患也者此箇也此箇陰陽氣液

不交蒸已午是半裏下陰液患少與小柴胡湯益半表上陰液固陽闔午回還半裏順收藏之令也曰小便難者與小柴胡湯後半裏也必表識也下半裏下也重濁也本始也渴是半裏下陰液不左運半表上濟於口也嘔是所飲之水無所區別逆半裏上從口竅出也表識半裏陰

液重濁於下，不左運半表上，濟於口，始渴，所飲之水無所區別，逆半裏上而嘔，如是柴胡湯不合與之，日後必下重，本渴而飲水嘔者，柴胡湯不中與也。食，陰也；穀，生也；噦，氣逆也。陰土中之水重濁於下，生陽之氣不足以轉運其水土和其陽者，逆曰食穀者噦。

中風發熱六七日不解而煩有表裏證渴欲飲水水入則吐者名曰水逆五苓散主之

六七日巳午時也得陽氣浮半表上發熱至巳午時未得半裏下陰液上舒以和其陽曰中風發熱六七日不解而煩有審也表半表也裏半裏也證質也審半表上陽氣未得陰和而煩質

半裏下陰液未能和陽氣上舒胃土氣燥曰有表裏證渴欲飲水半裏下陰液未能和陽氣上舒水盛於裏故水入則吐名為水逆也曰水入則吐者名曰水逆逆者是半裏下陰液未能和陽氣上舒半表主以五苓散輸轉脾土陰液上和半表陽氣從午內闔為主曰五苓散主之

太陽病過經十餘日反二三下之後四五日柴胡證仍在者先與小柴胡湯嘔不止心下急鬱鬱微煩者為未解也與大柴胡湯下之則愈

過失也經常也十餘日卯戌時也反向還也二三丑寅時也下半表下也之往也太陽開病一陽陽氣外浮至午時陽不內闔而失常陰得陽

（按度數繼續藏卯入戌 其度）

則生陽闔失常半裏陰液不足以回還半表下前往丑寅曰太陽病過經十餘日反二三下之後半裏也四五日卯辰時至辰巳時也仍因也半裏下液少半表上陽無陰和柴胡證因在先與小柴胡湯益半表上陰液固陽闔午以生陰曰後四五日柴胡證仍在者先與小柴胡湯嘔吐也心下

脾土也急迫也陰得陽則運半裏下脾土陰液失陽氣轉運外開半表迫半裏上從口嘔吐不止曰嘔不止心下急下之指半裏下陰液也愈進也陽氣鬱蒸半表上幽微處陰液不轉運半表上其陽失其陰和而煩與大柴胡湯疏泄半裏土氣運半裏下陰液前進半表和陽氣闔午

半裏土氣不疏舌上必有苔其苔或鹼色或白膩或

傷寒指歸　太陽篇卷之一　二亘

口甜為未解也未字指未土而言勿作猶未講

向幽昧處去藏於丣曰鬱鬱微煩者為未解也與大柴胡湯下之則愈柴胡苦平味薄能固陽轉運樞機黄芩苦寒味薄能堅肌表之陰以固陽半夏辛平能降水逆氣結枳實苦溫臭香形圓臭香能化土之濁陰形圓能轉運土氣升降芍藥苦平氣泄能疏土氣生薑辛溫化氣橫行

能通左右絡道之陰大棗甘平用十二枚取汁多氣濃能合陽氣環轉周身右七味象陽數得陰復於七以水一斗二升象地支十二數煮取六升象陰數得陽變於六溫服一升日三服象陰數得陽開子陽數得陰闔午

大柴胡湯方

柴胡半觔 黄芩三兩 芍藥三兩乾切 半夏半升洗

枳實炙二兩 生薑五兩切 大棗十二枚擘

右七味以水一斗二升煮取六升去滓再煎溫服一升日三服一方用大黄二兩若不加大黄恐不為大柴胡湯

大柴胡湯撥轉右樞固陽氣從予左開來復於

春生夏長之令也

午順生長之令也如半裏下土氣板實樞機不靈腹滿脹痛湯中芍藥雖能疏泄土氣枳實臭香形圓能化土之濁陰不能疏土之實大黄臭香氣濃能疏土實故加之非謂加大黄為大柴胡湯不加大黄不為大柴胡湯也

傷寒指歸　太陽篇卷之一　二百五

傷寒二三日心中悸而煩者小建中湯主之

二三日丑寅時也心陽也中土也陽能生陰陰得陽則明明陽氣浮半裏上不藏半裏下土中氣液空虛不能交紐丑土引達於寅明半表下心中悸而生煩曰傷寒二三日心中悸而煩者小建中湯主之中氣建土氣疏陽來復陰液生心

主小建中湯

中自不悸而煩也

傷寒四五日身熱惡風頸項強脅下滿手足溫而渴者小柴胡湯主之

四五日卯辰時也身可屈伸也熱陽氣也陽不藏卯陰土之液不明於卯震動於辰陽氣屈伸半表上無陰固之而氣浮曰傷寒四五日身熱陽氣屈伸半表而氣浮半裏之陰失其陽護曰

傷寒指歸　太陽篇卷之一　三[illegible]

惡風陽氣屈伸半表而氣浮陰土之液不足以和陽氣溫潤半表少陽經脈之筋失其柔和曰頸項強陽氣屈伸半表而氣浮脅下之陰滯而不舒曰脅下滿手足內應脾土溫陽氣也陽不藏卯往來浮於半表半裏曰手足溫而如也渴欲飲也陽不藏卯脾土陰液不生如陰土液少

不足以上潤胃土之燥而口渴者小柴胡湯主
之小半裏也主小柴胡湯益半表上陰液固陽
闔午回還半裏藏於卯也曰而渴者小柴胡湯主之

曰而渴者

半裏也小柴胡湯

傷寒指歸　太陽篇卷之一　三百八

傷寒發熱汗出不解心中痞鞕嘔吐而下利者大柴胡湯主之

陽浮半裏上不藏於卯陰液亦浮半裏上不藏於卯其陰不能外緩其陽曰傷寒發熱汗出不解心陽也中土也陽浮半裏上不藏於卯地天氣液不交中土陰液堅結曰心中痞鞕陽不藏卯水逆半裏上則嘔

吐水逆半表下則下利曰嘔吐而下利者大柴胡湯主之主大柴胡湯撥轉右樞固陽氣從子左開來復於午順生長之令也因大柴胡湯主之

主大柴胡湯

本以下之故心下痞與瀉心湯痞不解其人渴而口
燥煩小便不利者五苓散主之
本始也以因也下之指半裏下也心下脾土也
痞氣隔不通也始因半裏下脾土陰液不從子
左舒半表土交於天心下氣隔不通而痞曰本
以下之故心下痞瀉心湯氣味苦寒能堅肌土

傷寒指歸　太陽篇卷之一　章

瀉心湯治陽不內藏之痞不治半裏下水氣不左舒之痞

五苓散治半裏下水氣不左舒之痞不治陽不內藏之痞

之陰固浮外陽藏陽氣藏陰得陽運地天氣交其痞自解瀉心湯治陽不內藏之痞若治半裏下脾土陰液不從子左舒而痞者其陰液得苦寒氣味更陷而不升曰與瀉心湯痞不解小便半裏也半裏下陰液不從子左舒半表上胃土氣燥不潤主五苓散布半裏下脾土水陰之精

而口渴燥煩

氣從予土舒曰其人渴而口燥煩小便不利者
五苓散主之

傷寒脉浮自汗出小便數心煩微惡寒脚攣急是半裏下土氣不温宜甘草乾薑湯甘温氣味温土藏陽

傷寒汗出而渴者五苓散主之不渴者茯苓甘草湯主之

陽不藏邪水之陰液亦不藏邪浮半裏上外出為汗如半裏下脾土陰液不上潤胃土之燥而口渴者主五苓散布半裏下陰液從子左舒上潤胃燥曰傷寒汗出而渴者五苓散主之汗出不

傷寒汗出而渴者是水氣留連半裏肌表上阻陽內藏半裏表下土中水氣不左行宜五苓散淡通氣味輸轉土氣使陽內藏陽藏水行半表其渴自解

渴者此水氣留連肌腠阻陽氣內藏於卯曰不渴者茯苓甘草湯主之茯伏也苓靈也陽內伏則陰土之氣靈主茯苓淡通陰土之陰陽不內藏土氣浮上不足於下以甘草極甘培之桂枝辛溫溫通表裏經脈之陰生薑辛溫用三兩之多化氣橫行疏泄肌腠左右之水腠理水行陽氣

主茯苓甘草湯

甘

內伏脾土水治仲聖治病全以陰陽氣液和於中土表裏為主汗本陰土之液非謂水精之汗主五苓散血液之汗主茯苓甘草湯右四味以水四升象陰陽氣液轉運八方煮取二升去滓分溫三服象陽舉得陰偶之開於子也

茯苓甘草湯方

傷寒指歸　太陽篇卷之一　壹三

茯苓二兩　桂枝二兩　甘草一兩炙　生薑三兩切

右四味以水四升煮取二升去滓分温三服

傷寒厥而心下悸者宜先治水當服茯苓甘草湯卻治其厥不爾水漬入胃必作利也

厥短也心下脾土也陽不藏卯短半裏下脾土陽虛而悸曰傷寒厥而心下悸者當主也服行也陽短半裏下則脾土之水不治主行脾土水（服茯苓甘草湯）氣以茯苓淡甘通陰土之陰陰土氣靈陽內伏

傷寒指歸　太陽篇卷之一　百四

水氣行陽不藏丣土氣浮上不足於下以甘草極甘培之桂枝辛溫溫通表裏經脉之陰生薑辛溫用三兩之多化氣氣橫行疏泄肌腠左右之水氣陽氣藏丣不短半裏下脾土得陽而水治曰宜先治水當服茯苓甘草湯卻治其厥漬浸漬也入逆也胃陽土也利私利也若不先治其

水其水即逆或浸漬陽土必私利半表上作大汗出或私利半表下作大下利曰不爾水漬入胃必作利也

甘味包藏土中至子時隨陽氣從左轉運半表充足於上溫養萬物枝葉至午時隨陽氣從右轉運半裏充足於下溫養萬物根核甘味隨陽

氣轉運半表半裏晝夜不停病甘味實半裏上不回還半表下則甘味土溢於口而口甜胃滿甘味實半裏下不回還半表上則腹脹屎尿有酸甜氣

發汗病不解反惡寒者虛故也芍藥甘草附子湯主之

發起也汗陰土液也解緩也反回還也起陰土之液外出毛竅病陽氣不有陰緩回還於裏裏之陰陽氣液俱虛而惡寒曰發汗病不解反惡寒者虛故也芍藥甘草附子湯主之芍藥苦平

主芍藥甘草附子湯

疏泄半裏下土氣甘草甘平益其土氣取附子二枚大辛大温温子水中元陽外衛肌表之陰已上三味以水五升三陽數也五土數也象三陽陽氣從中土生煮取一升五合去滓分温服象一陽陽氣合五行從子左開分温表裏也

芍藥甘草附子湯方

芍藥三兩乾切　甘草三兩炙　附子二枚炮去皮破八片

已上三味以水五升煑取一升五合去滓溫[分]服之

發汗後惡寒者虛故也不惡寒但熱者實也當和胃氣與調胃承氣湯

起陰土液後惡寒者是半裏下陰陽氣液俱虛不能外溫肌表之陰曰發汗後惡寒者虛故也主芍藥甘草附子湯溫子水中元陽外衛肌表之陰起陰土液後不惡寒但熱者是陽氣充實

傷寒指歸　太陽篇卷之一　二百八

半表上，不能和利；半裏主鹹苦甘氣味調和。半表上陽氣闔午藏卯，曰不惡寒但熱者，實也。當和胃氣，與調胃承氣湯。

與調胃承氣湯

傷寒十餘日熱結在裏復往來寒熱者與大承氣湯但結胷無大熱者此為水結在胷脅也但頭微汗出者大陷胷湯主之

十餘日卯戌時也熱陽氣也結裏也裏半裏上也復來復也陽氣裏居半裏上不藏於卯曰傷寒十餘日熱結在裏陽氣往半裏上不來半表

下半表下陰失陽溫而惡寒陽氣來半裏上不去藏於卯半裏上陽失陰固而發熱與大柴胡湯疏其土氣撥轉樞機運半裏氣液從子外開曰復往來寒熱者與大柴胡湯無不有也大半表也熱陽氣也胷脅屬半裏上中也凡結不有半表上陽氣從半裏下降者此為水結居半裏

之上中曰但結胷無大熱者此為水結在胷脅也頭陽也微無也但陽居半裏上無陰液轉運半表為汗其水結居半裏之上中主攻去胷脅中所結之水使陽氣去藏於戼溫運土之陰開於子也曰但頭微汗出者大陷胸湯主之

主大陷胸湯

傷寒十三日不解胷脇滿而嘔日晡所發潮熱已而微利此本柴胡證下之而不得利今反利者知醫以丸藥下之非其治也潮熱者實也先宜小柴胡湯以解外後以柴胡加芒硝湯主之

解緩也胷脇屬半裏之上中也陽不內藏於卯陽氣往來浮半表半裏環轉一周又至午中陽

闔之時不得陰液和緩陽氣闔午藏邪半裏之上中氣滿而嘔曰傷寒十三日不解胷脅滿而嘔晡未申時也所處也巳而踰時也微幽微處也未申時處浮半裏上之陽失陰氣液和緩而發熱其熱如江海潮來至其時不失信也踰時陽氣回還入邪向幽微處内往曰日晡所發潮熱

已而微利下半裏下也之往也午中陽闔之時其陽不得陰液和緩半裏下前往利於半表曰此本柴胡證下之而不得利今指日晡時也知主也醫意也凡圓轉也下半裏下也日晡時同還陽氣利半裏下主意用員轉樂撥轉樞機非此圓轉法陰陽氣液不治子午曰今反利者知

醫以凡藥下之非其治也實充實也陽氣充實
半裏上發潮熱者先宜小柴胡湯運氣益液圓
轉樞機緩半表上之陽後以柴胡加芒硝湯主
之加芒硝鹹寒氣味降半裏上陽氣回還半裏
日潮熱者實也先宜小柴胡湯以解外後以柴胡加芒硝湯主之
下由子上承半表為主也右八味象陰數得陽
正於八以水四升象陰陽氣液環轉八方煮取

二升去滓內芒消更煮微沸分温再服象二陰耦陽分運表裏也

柴胡加芒消湯方

柴胡二兩六銖 半夏二十銖洗 黄芩一兩 甘草一兩炙

人參一兩 生薑一兩 大棗四枚擘 芒消二兩

右八味以水四升煮取二升去滓內芒消更煮

傷寒指歸 太陽篇卷之一 二百十三

微沸八分溫再服

傷寒十三日不解過經譫語者以有熱也當以湯下之若小便利者大便當鞕而反下利脈調和者知醫以丸藥下之非其治也若自下利者脈當微厥今反和者此為內實也調胃承氣湯主之

陽不闔午藏邪陽氣往來浮半表半裏環轉一周又至午中陽闔之時不得陰液和緩其陽氣闔

傷寒指歸　太陽篇卷之一　三百四

午曰傷寒十三日不解過失也經常也譫語者多言也以為也陽鬬失常多言者為有陽無陰也曰過經譫語者以有熱也當主也以用也湯小柴胡湯加芒消也下降也之往也主用小柴胡湯運氣益液加芒消鹹寒降在上陽氣鬬午回還陽氣半裏下往曰當以湯下之小半裏也

便順利也即也大半表也鞕堅也如陽氣順利半裏即利半表半表陽氣不能順利半裏闔午藏邪半裏半表下陰氣當堅曰若小便利者大便當鞕而能也能撥轉陽氣闔午藏邪使脈調和者主意用圓轉樂撥轉陽氣下往非其法陰陽氣液不治子午曰而反下利脈調和者知醫

以凡藥下之非其治也自從也下半表下也微幽微處也厥短也陽不闔午藏卯陰液從半表下下利者脉中幽微處陽氣當短曰若自下利者脉當微厥今是時也是時陽氣反其和此為陽氣不闔午藏卯以（主）調胃承氣湯調和半表上陽氣內實半裏下由子上承半表為主也曰今

脉中幽微處陽短四逆湯法也

反和者此為內實也調胃承氣湯主之○

太陽病外證未解不可下也下之為逆欲解外者宜桂枝湯太陽病先發汗不解而復下之脈浮者不愈浮為在外而反下之故令不愈今脈浮故知在

太陽病不解熱結膀胱其人如狂血自下下者愈其外不解者尚未可攻當先解外外解已但見少腹急結者乃可攻之宜桃核承氣湯方

解緩也熱陽氣也結裏結也膀四旁也胱光明也太陽開病陽氣不有陰緩陽氣裏結四旁作浮在熱陽得陰則明陽失陰緩四旁失其光明不能

傷寒指歸　太陽篇卷之一　青芝

外當須解外則愈宜桂枝湯主之

審得失之地其人形志若狂曰太陽病不解熱結膀胱其人如狂自從也下半表下也血為陰陰得陽則運陽氣裏結四旁陰土絡中之血失陽內運其血能從半表下下者則陰土之液合一陽陽氣從子土承光明四表曰血自下下者愈外內之對也表也解緩也少腹屬半裏下也

急結者血結不舒也之指陰土絡中血也其內之瘀血不下表陽無陰緩之尚未可攻當先緩其表陽表陽得陰緩但見半裏下血結不舒者乃可攻之攻陰土絡中瘀血適桃核承氣湯之理逐少腹血結使陰液和陽氣從子上承曰其外不解者尚未可攻當先解外外解已但見少

核 根核也 核荄同

一 一陽也

腹急結者乃可攻之宜桃核承氣湯方凡菓之生機根於核也桃具十二箇月而胎成核實五土數也用五十枚者象五行之精氣交運中土不失一也陰土絡中血結之疾非根核生氣不能流通故取桃核之生氣散血之結遂舊不傷新也桂樹得子水之陽氣而冬榮其枝色紫赤

鹹能耎堅

氣味辛温辛之言新也得予水陽化而日日新也取其枝象經絡之形表裏經絡之陰不利非此不能通大黄色黄而臭香得土之正氣正色合桃核散其血結使木達土疏陽氣外浮陰土氣堅取芒消味鹹化陰土之堅佐甘草極甘培在中不足之土氣以生木也右五味五土數也

傷寒指歸　太陽篇卷之一　壹元

象陽氣陰液從中土生以水七升象陽數得陰復於七煮取二升半象二陰耦陽和半表半裏也去滓內芒消更上火微沸下火先食溫服五合日三服象（當微利）一陽陽氣合五行從中土來復半表回還半裏從子土承也病在半裏下故在未食之前服也

桃核承氣湯方

桂枝二兩去皮　大黄四兩　芒消二兩

甘草二兩生　桃仁五十箇去皮尖

右五味以水七升煮取二升半去滓內芒消更上火微沸下火先食溫服五合日三服當微利

太陽病六七日表證仍在脈微而沈反不結胸其人發狂者以熱在下焦小腹當鞕滿小便自利者下血乃愈所以然者以太陽隨經瘀熱在裏故也抵當湯主之

六七日巳午時也證質也仍因也微無也沈裏也巳午時陰陽氣液表著於外有形可質太陽

傷寒指歸　太陽篇卷之一　壹叁

病陽氣外浮無陰液和陽氣表著質於巳午因在半裏下脈中無水氣左行曰太陽病六七日表證仍在脈微而沈結裏結也胃半裏上也狂陽失陰和神志昏亂不明也熱陽氣也在居也無半裏下脈中水氣左行則無半表上金氣右行水不左行金不右行陽氣裏結半表上不從

水火金木四行皆合陽氣運行表裏金不右行陽氣不右降

半裏上下降其胃當結反不結胃其人發狂者以陽居半表上無陰和之神志昏亂不明而發狂曰反不結胃其人發狂者以熱在下焦屬半裏下也小腹半裏下部署也鞕堅也陽居半表上半裏下陰失陽溫陰失陽運其陰當堅結而滿半裏陰液順利於下為尿其鞕滿非陰液内

結可知定是陰絡中之血為瘀而鞕滿也下陰
土絡中血瘀半表上陽氣乃前進半裏曰下焦
小腹當鞕滿小便自利者下血乃愈隨從也抵
當也當任也以太陽陽氣從經道瘀半表上作
熱陰土絡中之血居半裏下鞕滿如血瘀陰土
絡中其陽不回還於巳內闔於午非抵當不能

勝其任也曰所以然者以太陽隨經瘀熱在裏（故主抵當湯之理）故也抵當湯主之水蛭一名馬蟥處處河池中有之蝱蟲暑日齧牛馬之蟲二蟲蠕動皆吮血之陰物合之能運陰土絡中積血大黄色黄臭香得土之正氣正色合桃仁能運陰土絡中血結小腹至陰處之積血得運之而下行陰陽氣

液自和表裏右四味以水五升象陰陽氣液從中土生分運八方也煮取三升温服一升象陽數得陰闔午陰數得陽開子瘀血不下再服之

抵當湯方

水蛭三十箇熬 䖟蟲三十箇熬去足翅

大黄三兩酒浸 桃仁三十箇去皮尖炒

右四味㕮如麻豆以水五升煮取三升去滓温服一升不下再服

傷寒指歸　太陽篇卷之一　壹百卌

太陽病身黄脉沈結少腹鞕小便不利者爲無血也小便自利其人如狂者血證諦也抵當湯主之

身伸也舒也黄土色也太陽開病陽氣外浮陰土之液不和陽氣伸舒半表上土失水榮黄色外現曰太陽病身黄沈裏也少腹半裏下也陽開氣浮陰土絡中陰失陽運半裏下陰液堅結

傷寒指歸　太陽篇卷之一　　壹叁五

曰脈沉結少腹鞕半裏陰液不順利於下為尿是鞕為無血有水內結也曰小便不利者為無血也半裏陰液自利於下為尿其人如狂者是鞕為有血無水內結也諦詳審也半裏下水結血瘀二證必須詳明半裏陰液為尿不為尿曰（故主抵當湯之理）小便自利其人如狂者血證諦也抵當湯主之

傷寒有熱少腹滿應小便不利今反利者為有血也當下之不可餘藥宜抵當丸

有質也熱陽氣也之指半裏下陰絡中血也餘藥他藥也傷寒質陽氣不藏於府半裏下陰失陽運而滿其水應不利下為尿今反利為尿者此滿非陰液內結為有血也當下之不可他藥

傷寒指歸　太陽篇卷之一　百三六

適
宜抵當丸圓轉半裏下陰絡中血瘀也曰傷寒有熱少腹滿應小便不利今反利者爲有血也當下之不可餘藥宜抵當丸右四味擣分四丸象陰陽血氣圓轉八方也以水一升煮一丸取七合服之象二陰耦一陽從子左開闔午也晬時周十二時也服一丸環轉一周至半裏下當

運其瘀如少腹滿陽氣不藏半裏下者再服

抵當丸方

蝱蟲去足翅熬 水蛭熬各十二箇 桃仁二十五箇 大黃三兩

右四味擣分四丸以水一升煮一丸取七合服之晬時當下血若不下之者更服

太陽病少腹鞕滿其人發狂乃瘀血堅結藏裏

液不左行陽不右闔四肢九竅血脈相傳壅塞不通為外皮膚所中也故主抵當湯湯盪也取速盪其瘀使血液和陽氣明半表上闔午否則血氣逆藏即死傷寒病少腹滿其人不狂乃陽氣浮半裏上半裏下血瘀不運非瘀血堅結於裏陰液不和陽氣明半表上陽不闔午神志昏

亂發狂可比也故主抵當丸丸圓轉也取丸藥圓轉下行運其血瘀使陽氣内藏温通半裏回還半表此二病用湯丸之不同也

太陽戊編

傷寒指歸

竹生

傷寒八九日下之胷滿煩驚小便不利譫語一身盡
重不可轉側者柴胡加龍骨牡蠣湯主之
傷寒腹滿譫語寸口脈浮而緊此肝乘脾也名曰縱
刺期門
傷寒發熱嗇嗇惡寒大渴欲飲水其腹必滿自汗出
小便利其病欲解此肝乘肺也名曰橫刺期門

太陽病二日反躁反熨其背而大汗出火熱入胃胃中水竭躁煩必發譫語十餘日振慄自下利者此為欲解也故其汗從腰以下不得汗欲小便不得反嘔欲失溲足下惡風大便鞕小便當數而反不數及多大便已頭卓然而痛其人足心必熱穀氣下流故也

太陽病中風以火刦發汗邪風被火熱血氣流溢失其常度兩陽相熏灼其身發黃陽盛則欲衄陰虛則小便難陰陽俱虛竭身體則枯燥但頭汗出劑頸而還腹滿微喘口乾咽爛或不大便久則譫語甚者至噦手足躁擾捻衣摸牀小便利者其人可治

傷寒脉浮醫以火迫刦之亡陽必驚狂起卧不安者桂枝去芍藥加蜀漆牡蠣龍骨救逆湯主之

形作傷寒其脉不弦緊而弱弱者必渴被火者必譫語弱者發熱脉浮解之當汗出愈

太陽病以火熏之不得汗其人必躁到經不解必清血名為火邪

脉浮熱甚反灸之此為實實以虚治因火而動必咽燥唾血

微數之脉慎不可灸因火為邪則為煩逆追虚逐實血散脉中火氣雖微内攻有力焦骨傷筋血難復也

脉浮宜以汗解用火灸之邪無從出因火而盛病從

腰以下必重而痹名火逆也欲自解者必當先煩乃有汗而解何以知之脉浮知汗出解也

火逆下之因燒鍼煩躁者桂枝甘草龍骨牡蠣湯主之

太陽傷寒者加温鍼必驚也

周禮天官酒正辨四飲之物一曰清二

太陽病當惡寒發熱今自汗出不惡寒發熱關上脉

曰醫三曰漿四曰酏清謂醴之沛醫醴濁釀酏為之則少清矣漿酢漿也酏米酒也甜也醫音椅飲也酢本醋字

細數者以醫吐之過也一二日吐之者腹中饑口不能食三四日吐之者不喜糜粥欲食冷食朝食暮吐以醫吐之所致也此為小逆

太陽病吐之但太陽病當惡寒今反不惡寒不欲近衣者此為吐之內煩也

病人脈數數為熱當消穀引食而反吐者此以發汗

今陽氣微膈中虚脉乃數也數為客熱不能消穀以胃中虚冷故也

太陽病小便利者以飲水多必心下悸小便少者必苦裏急也

問曰病有結胷藏結其狀何如答曰按之痛寸脉浮關脉沈名曰結胷也

何謂藏結答曰如結胷狀飲食如故時時下利寸脈浮關脈細小沈緊名曰藏結舌中白胎滑者難治

藏結無陽證不往來寒熱其人反靜舌上胎滑者不可攻也

病發於陽而反下之熱入因作結胷病發於陰而反下之因作痞所以成結胷者以下之太早故也結

胷者項亦強如柔痓狀下之則和宜太陷胷凡方
太陽病脉浮而動數浮則為風數則為熱動則為痛
數則為虛頭痛發熱微盜汗出而反惡寒者表未
解也醫反下之動數變遲膈内拒痛胃中空虛客
氣動膈短氣煩躁心中懊憹陽氣内陷心下因鞕
則為結胷大陷胷湯主之若不結胷但頭汗出餘

處無汗劑頸而還小便不利身必發黃也

結胸證其脈浮大者不可下下之則死

結胸證悉具煩躁者亦死

傷寒六七日結胸熱實脈沉而緊心下痛按之石鞕者大陷胸湯主之

太陽病重發汗而復下之不大便五六日舌上燥而

渴日晡所小有潮熱從心下至少腹鞕滿而痛不可近者大陷胷湯主之

小結胷病正在心下按之則痛脉浮滑者小陷胷湯主之

太陽病二三日不能卧但欲起心下必結脉微弱者此本有寒分也反下之若利止必作結胷未止者

四日復下之此作協熱利也

太陽病外證未除而數下之遂協熱而利利下不止心下痞鞕表裏不解者桂枝人參湯主之

太陽病下之其脈促不結胷者此爲欲解也脈浮者必結胷也脈緊者必咽痛脈弦者必兩脇拘急脈細數者頭痛未止脈沈緊者必欲嘔脈沈滑者協

熱利脈浮滑者必下血

病在陽應以汗解之反以冷水潠之若灌之其熱被却不得去彌更益煩肉上粟起意欲飲水反不渴者服文蛤散若不差者與五苓散寒實結胷無熱證者與三物小陷胷湯白散亦可服

三物二字恐指三物白散言非指小陷胷湯三味也

前人云大椎一穴在項骨第一椎上陷

太陽與少陽併病頭項強痛或眩冒時如結胷心下

中偏考椎字無骨節之稱想椎字是推字譌今以椎易推是否明眼政之

痞鞕者當刺大推第一間肺俞肝俞慎不可發汗發汗則譫語脉弦五六日譫語不止當刺期門

太陽少陽併病心下鞕頸項強而眩者當刺大推肺俞肝俞慎勿下之

太陽少陽併病而反下之成結胷心下鞕下利不止水漿不下其人心煩

婦人中風發熱惡寒經水適來得之七八日熱除而脉遲身凉胷脅下滿如結胷狀讝語者此爲熱入血室也當刺期門隨其實而寫之

婦人傷寒發熱經水適來晝日明了暮則譫語如見鬼狀者此爲熱入血室無犯胃氣及上二焦必自愈

婦人中風七八日續得寒熱發作有時經水適斷者此為熱入血室其血必結故使如瘧狀發作有時小柴胡湯主之

傷寒八九日下之胷滿煩驚小便不利譫語一身盡重不可轉側者柴胡加龍骨牡蠣湯主之

八九日未申時也下半裏下也之往也陽浮半裏上不内藏半裏下前往胷之陰陰失其陽運而滿心之陽失其陰清而煩驚曰傷寒八九日下之胷滿煩驚陰得陽則利陽浮半裏上半裏下

傷寒指歸　太陽篇卷之一　　壹叄九

陽浮半裏上失陰固之和之則多言固是太陰肺金之氣和是太陰脾土之液

之陰不利半表曰小便不利。陽得陰則固陽浮半裏上無陰固之曰譫語。陰得陽則輕陽浮半裏上肌體之陰重而不輕左右樞機不靈曰一身盡重不可轉側者柴胡加龍骨牡蠣湯主之。（主柴胡加龍骨牡蠣湯）柴胡苦平味薄能運氣固陽桂枝辛溫能溫表裏經道之陰生薑辛溫化氣橫行能溫表裏絡道之陰半夏辛平能降半裏上水逆氣結茯苓甘平能通陰土之陰龍骨味濇牡蠣味鹹合之能斂浮外之陽陰得陽則生陽不藏邪陰土之液不足以人參大棗多汁益土之液陽不藏邪陰液隨陽氣浮半裏上不降易成痰涎以鉛丹重鎮下在上之痰涎大黃苦寒切如碁子煮一

傷寒指歸　太陽篇卷之一　章

鈆鉛同

二沸取其氣以固浮外之陽不取其味下趨腸中右十一味象天生地成來復之數也以水八升象陰數得陽正於八煮取四升内大黄（切如碁子）更煮一二沸象陰數得陽變於六温服一升象陽數得陰從子左開也

大黄煮一二沸取其氣不取其味取其氣固浮外之陽如取其味藥之性下行矣讀之勿錯過

柴胡加龍骨牡蠣湯方

一合一兩也

柴胡四兩　桂枝半一兩　生薑半一兩　半夏洗二合

茯苓半一兩　龍骨半一兩　牡蠣半一兩　人參半一兩

大棗擘六枚　鉛丹半一兩　大黃二兩

右十一味以水八升煮取四升内大黄切如碁

子更煮一二沸去滓温服一升

傷寒腹滿譫語寸口脉浮而緊此肝乘脾也名曰縱刺期門

寸口半裏上也浮陽浮也緊不舒也肝木氣也乘勝也脾土也縱南北也刺責也期復其時也門主開轉也陽浮半裏上不藏於卯中土失温而氣滯腹應之滿陽浮半裏上不藏於卯心陽

失清語應之譫陽不能由南而北木氣自勝於外不回還於內而土實不虛此為肝乘脾也名曰縱半裏上陽氣不內藏於邪半裏下陰液不從予左開其治法當責其陽樞不闔使陽氣期復其時闔午藏邪曰傷寒腹滿譫語寸口脈浮而緊此肝乘脾也名曰縱刺期門

由北而南名曰縱

（陽浮半裏上不藏於邪陰液不舒半表脈應之緊）

傷寒發熱嗇嗇惡寒大渴欲飲水其腹必滿自汗出
小便利其病欲解此肝乘肺也名曰橫刺期門
陽不藏邪浮半裏上曰傷寒發熱陽氣浮半裏
上嗇嗇閉藏半裏下陰失陽溫曰嗇嗇惡寒陽
肌表之
浮半裏上不藏於邪半裏下陰液不能上潤胃
土之燥曰大渴欲飲水陽浮半裏上不來復腹

中腹中陰失陽運曰其腹必滿自從也出進也如陽氣從半裏上內藏於卯陰土之液前進半表為汗半裏陰利（得陰外和）曰自汗出小便利其病欲解肝木氣也肺金氣也木氣勝外金氣固內陰陽氣液轉運東西期復其時此肝乘肺也名曰橫

刺期門

由東而西名曰橫

太陽病二日反躁反熨其背而大汗出火熱入胃胃中水竭躁煩必發譫語十餘日振慄自下利者此為欲解也故其汗從腰以下不得汗欲小便不得反嘔欲失溲足下惡風大便鞕小便當數而反不數及多大便已頭卓然而痛其人足心必熱穀氣下流故也

二日丑時也反回還也躁趯疾也太陽從子左

開氣浮丑土之水未得陽氣蒸化回還土布陽
氣鬱疾直土半表覆熱背部背部陰液得陽氣
蒸泄而大汗外出毛竅曰太陽病二日反躁反
熨其背而大汗出入逆也胃指半表上陽土也
火熱之氣逆陽土中陽土液竭其氣鬱疾而煩
陽無陰和必發譫語曰火熱入胃胃中水竭躁

煩必發譫語十餘日卯戌時也振慄鼓動戰慄也下半表下也解開也卯戌時陽氣內藏從子左開丑土未能土布之水拒格陽氣鼓動其水戰慄從半表下下利曰十餘日振慄自下利者此為欲解也汗揩丑土之水也腰以下屬半表下也溲尿也其故是陽開氣浮丑土之水未能

達　中　水得陽開

傷寒指歸　太陽篇卷之一

得陽氣蒸化回還上布半裏下戌土之水從左舒不得其水無所區別反逆半裏上從口嘔吐下欲遺尿曰故其汗從腰以下不得汗欲小便不得反嘔欲失溲足下屬半裏半表下也水氣拒格半裏半表下兩足失陽溫曰足下惡風太半表也鞕堅也陽氣順利直伸半表上丑土之

水未能得陽氣蒸化運回還上布其水堅結半表
下曰大便鞕。小半裏也數煩數也及兼也多勝
也半裏水氣不能左舒半表當煩數半裏下為
尿而反不煩數為尿兼勝半裏半表下此屬水
氣不行曰小便當數而反不數及多。大半表也
已退也阜高也熱暖也半表陽氣順利退藏半

傷寒指歸　太陽篇卷之一　亶

由臍下循兩脛至足心屬半裏下足心循足跟至腰屬半表下

裏下頭部高處之陰尚失陽氣溫通而痛曰大便已頭卓然而痛足心屬半裏半表下之中也穀（熱暖也）氣生氣也流通也陽氣退藏半裏下兩足心必暖生陽之氣下通半表曰其人足心必熱穀氣下流故也

太陽病中風以火刦發汗邪風被火熱血氣流溢失其常度兩陽相熏灼其身發黄陽盛則欲衄陰虛則小便難陰陽俱虛竭身體則枯燥但頭汗出劑頸而還腹滿微喘口乾咽爛或不大便久則譫語甚者至噦手足躁擾捻衣摸牀小便利者其人可治

太陽開病一陽陽氣浮半表下曰太陽病中風

以因也火陽氣也刦奪也發起也汗陰土液也因陽浮半表化熱刦奪陰土之液外起半表為汗曰以火刦發汗邪偏也風陽氣也被覆也表也偏於陽浮無陰緩之覆熱半表上致血氣流行盈滿失其常度曰邪風被火熱血氣流溢失其常度兩[illegible]也灼炙也黄土色也[illegible]陽陽氣交

溢

火熱之氣

陽陽明

明

相熏炙半表上土之陰液不榮肌表黃色外現
曰兩陽相熏灼其身發黃陽盛半表上半表絡
中之血亦隨陽氣盛半表上不回還半裏絡中
血逆循鼻竅外出曰陽盛則欲衄陰虛陰中陽
虛也小半裏也難患也陽盛半表上半裏下陰
中陽虛陰液不順利半表患於半裏曰陰虛虛則

傷寒指歸　太陽篇卷之一　三四八

小便難。半裏下陰中陽虛，半表上陽中陰虛，表裏陰陽氣液俱虛竭，身體不潤則枯燥無汗，曰陰陽俱虛竭，身體則枯燥。火熱之氣盛半表上，陰液亦隨之盛半表上不回還半裏，曰但頭汗出，劑頸而還。陽盛半表上不來復半裏下，陰土氣滯不左舒，曰腹滿微喘。口與咽俱主脾土陰

液上潤脾土陰液不左行上潤口咽曰口乾咽
爛。大半表也脾土陰液不左行半表上陽氣不
右行曰或不大便。譫語多言也脾土陰液不左
行其陽氣日盛半表上陽無陰和則多言曰久
則譫語。噦呃逆也脾土陰液不左行之至甚者
陽氣逆半裏上致呃曰甚者至噦手足四肢也

四肢內應脾土脾土陰液不能灌漑肢末則手足躁擾無甯躁擾之象陽求陰和故著其衣而撿衣著其脈而摸脈形證屬陰陽氣液不能交互表裏欲脫之危候外現曰手足躁擾撿衣摸脈○小半裏也半裏陰液能利半表能利下為尿其人之陰陽可治子午曰小便利者其人可治○

傷寒脉浮醫以火廹刦之亡陽必驚狂起卧不安者
桂枝去芍藥加蜀漆牡蠣龍骨救逆湯主之
浮陽浮也醫意也陽能左右曰以廹急也刦奪
也之指半裏下也亡同無陽不藏邪浮半裏上
無陰内固謂之火火急奪半裏上不以於右從
子而左半裏下無陽意會半裏下無陽開子明

邪神志昏亂不明必驚狂起卧不安曰傷寒脉

主桂枝去芍藥加蜀漆牡蠣龍骨救逆湯

浮醫以火廹刦之亡陽必驚狂起卧不安者桂枝去芍藥加蜀漆牡蠣龍骨救逆湯主之救逆者救護逆半裏上陽氣來復半裏下也去芍藥疏泄下行取桂枝辛温温表裏經道之陰生薑辛温化氣横行温左右絡道之陰大棗甘平多

汁以十二枚象地支十二數資助土液合辛温氣味環轉周身也陽逆半裏上土味不足半裏半表下以甘草極甘培在下土氣陽逆半裏上陰液亦逆半裏上易成痰涎加蜀漆辛平氣味逐在上痰涎牡蠣龍骨氣味鹹濇能斂逆上陽氣陰精內固半裏下從子左開右為末末散也

以水一斗二升散行水氣環轉周身也减二升
象天生地成之足數也取三升温服一升象陽
數得陰藏取陰數得陽開于也

桂枝去芍藥加蜀漆牡蠣龍骨救逆湯方

桂枝三兩去皮 甘草二兩炙 生薑三兩切 蜀漆四兩洗去腥
牡蠣五兩 龍骨四兩 大棗十二枚擘

右為末以水一斗二升先煮蜀漆減二升內諸藥煮取三升去滓溫服一升原本為末水煮必有其故何故也逆上之陽不以於右從子而左先煮蜀漆使氣濃直行經道逐其痰涎取龍骨牡蠣之末斂濇之性救固逆上之陽此為末水煮之故也

傷寒指歸　太陽篇卷之一　　　　音奎

此條亡陽亡作無讀勿作陽氣亡出講注芩友疑亡陽證恐不勝蜀漆之暴悍柯韻伯疑當時雖有蜀漆非常山苗也陳修園每以茯苓代之熱甚者以白薇代之愚按蜀漆即常山苗今名甜茶治瘧痰頗效服之或吐痰涎而愈或不吐痰涎亦愈所吐並無所苦想此氣味辛平能逐

半裏上經道痰涎夫陽氣逆半裏上陰液亦隨陽氣逆半裏上易成痰涎若以茯苓白薇代之恐經道痰涎不除逆上陽氣不復聖人治方療病合乎天地陰陽自然之理萬不能以他藥代之

形作傷寒其脉不弦緊而弱弱者必渴被火者必譫語弱者發熱脉浮解之當汗出愈

形有形象之異也作始也其指半裏半表下也弦數也緊急也弱柔弱也不強也形象始陽氣不藏於卯半裏半表下脉道之陰失陽氣溫柔當有數急之異其脉不數急而柔弱非陽不内

傷寒指歸　太陽篇卷之一　　　三百五十四

藏於丣乃半裏半表下陰陽氣液不強曰形作傷寒其脈不弦緊而弱渴欲飲水也半裏下陰液不強不足以上潤半表上胃土之燥曰弱者必渴被覆也火陽氣也陽氣覆半表上無陰和之必多言曰被火者必譫語熱陽氣也浮陽浮也解緩也之指半裏下陰也當王也汗土之液

也出生也愈進也陰液不強半裏下脈道之陽浮半表上發熱緩半表上脈道陽浮主益陽土陰液陽土液生浮半表上陽氣自進午藏卯曰弱者發熱脈浮解之當汗出愈○

陽得陰和

太陽病以火熏之不得汗其人必躁到經不解必清血名為火邪

陽無陰緩謂之火太陽開病一陽陽氣以於左如火熏之是陽氣未得土之陰液和緩以於左陽無陰緩其氣必躁曰太陽病以火熏之不得汗其人必躁到至也經南北也解緩也名明也

傷寒指歸　太陽篇卷之一　三百五十六

邪偏也太陽陽氣至南未得陰液和緩至北陰
土絡中之血失其陽温而寒陽土絡中之血失
其陰清而熱此明陽氣偏勝半表上寒氣偏勝
半裏下日到經不解必清血名為火邪

脈浮熱甚反灸之此為實實以虛治因火而動必咽燥唾血

浮陽浮也熱陽氣也反覆也灸灼也陽浮半表上熱甚覆灼之如火此為陽實半表上曰脈浮熱甚反灸之此為實陽實半表上不以於右而虛半裏下陰陽氣液不治子午曰實以虛治陰

陽氣液不治子午因火無水濟而動半表上半
裏下陰土之液不上潤半表上胃土之燥陽絡
之血隨陽逆半表上不還半裏下從咽嗌出曰
因火而動必咽燥嗌血。

陰土中液少不可服熱藥如土中有液不溫非熱藥不可以治之

微數之脉愼不可灸因火為邪則為煩逆追虛逐實血散脉中火氣雖微內攻有力焦骨傷筋血難復也

微幽微處也數陽氣也之往也脉指半裏脉中也愼禁戒詞灸熱藥也半裏下幽微處陰液不足以緩半表上陽氣往半裏脉中禁戒不可熱藥療之曰微數之脉愼不可灸邪偏也煩從火

傷寒指歸　太陽篇卷之一　音是八

逆不順也陽無陰和謂之火火偏半表上不順

因　無陰和之則

利半裏下曰因火為邪則為煩逆追救也血陰也散布也救半裏下陰虛逐半裏上陽實回還半裏半裏下陰得陽助陰液自布半表上脈中曰追虛逐實血散脈中火陽氣也雖設詞也攻堅也病甚曰力半裏陽氣設微陰土之液內堅

其陽偏半表上更甚曰火氣雖微内攻有力焦
不潤也（陽也血陰）骨從水骨得水則滑利而潤筋從力筋
得陽則勁健而強陽偏半表上不順利半裏下
陰（裏）無陽溫（生表）陽無陰固則骨不潤而筋不強曰焦
骨傷筋血難復也

脈浮宜以汗解用火灸之邪無從出因火而盛病從腰以下必重而痹名火逆也欲自解者必當先煩乃有汗而解何以知之脈浮知汗出解也

浮陽浮也汗陰土液也解緩也陽浮半表上宜陰土之液以於左緩半表上陽浮曰脈浮宜以汗解用使也陽無陰緩謂之火灸灼也之指半

表上也陽無陰緩使火灼半表上曰用火灸之邪偏也出進也陽氣偏勝半表上不從午前進半裏因無陰緩而盛曰邪無從出因火而盛腰以下屬半表下重不輕也痹不通也逆不順也陽氣偏勝半表上不順利半裏下半表下之陰失陽氣温運重而不輕不通而痹曰病從腰以

下必重而痹名火逆也。凡火逆半表上欲從半
裏下陰液上緩其陽者必當先煩熱乃得陰土
之液和陽氣交蒸巳午曰欲自解者必當先煩
乃有汗而解。何以知之有汗而解驗其脈浮煩
熱故知其得半裏下陰液欲和陽氣交蒸巳午
為汗緩陽氣順利半裏曰何以知之脈浮故知

傷寒指歸　太陽篇卷之一　三百三十

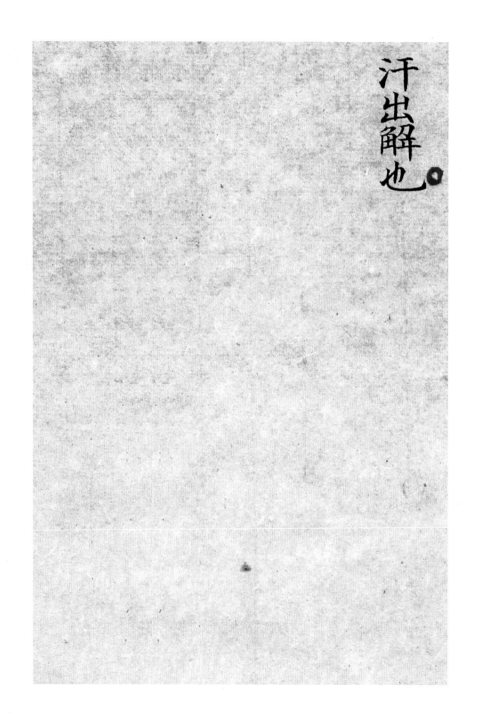

汗出解也。

火逆下之因燒鍼煩躁者桂枝甘草龍骨牡蠣湯主之

陽無陰緩謂之火逆不順也下之指半裏下陰液也因猶依也鍼機緘也火逆半表上是半裏下陰液不相依也機緘中陽氣逆半表上失半裏下陰液緩之而煩陰居半裏下失陽氣温之

主桂枝甘草龍骨牡蠣湯

而躁曰火逆下之因燒鍼煩躁者桂枝甘草龍骨牡蠣湯主之主桂枝溫表裏經道之陰桂枝少甘草多取味勝於氣易於下行龍骨牡蠣氣味鹹濇斂逆上陽氣內固半裏陽氣內固陽秘陰平而煩躁自解右為末末者散也陽氣散外不聚於中以鹹濇氣味聚之以水五升五土數

也象陰陽氣液包藏土中煮取二升半象二陰耦陽還半裏也温服八合象陰數得陽正於八也日三服象三陽來復半裏回還半表也

桂枝甘草龍骨牡蠣湯方

桂枝一兩去皮　甘草二兩　龍骨二兩　牡蠣二兩

右為末以水五升煮取二升半温服八合日三

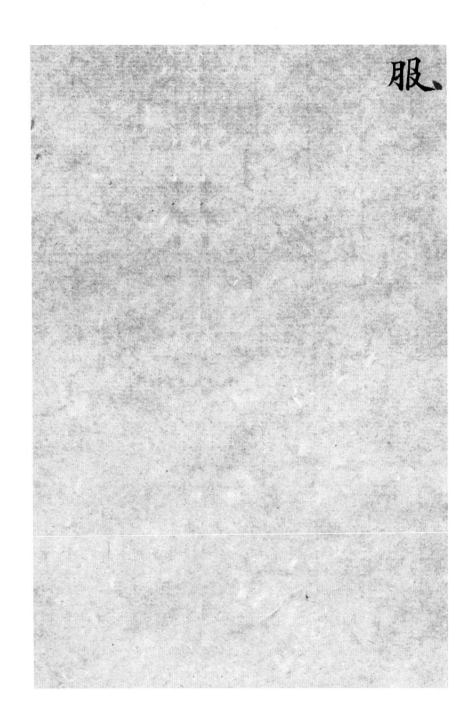

太陽傷寒者加温鍼必驚也

加重也温陽氣也鍼機緘也驚駭也太陽由子左開氣浮至半表上上不闔於午至半裏上上不藏於亥陽重半表半裏上緘中之陽無陰固之其神志必駭曰太陽傷寒者加温鍼必驚也

傷寒指歸　太陽篇卷之一　三百六十四

周禮天官酒正辨四飲之物一曰清二曰醫三曰漿四曰酏清謂醴之泲醫醴濁釀酏為之則少清矣漿酢漿也酏米酒也甜也醫音椅飲也酢本醋字

太陽病當惡寒發熱今自汗出不惡寒發熱關上脈細數者以醫吐之過也一二日吐之者腹中饑口不能食三四日吐之者不喜糜粥欲食冷食朝食暮吐以醫吐之所致也此為小逆

太陽開病一陽陽氣浮半表下半裏上陰失陽温當惡寒半表下陽失陰緩當發熱曰太陽病

當惡寒發熱。今是時也。關上指半表上也。細不足也。數陽也。以因也。醫飲也。是時自汗出。不惡寒發熱。此非太陽浮半表下陰液陽氣不足半表上者。因飲酒過度。酒氣涌逆吐。傷之過也。曰今自汗出。不惡寒發熱。關上脉細數者。以醫吐之過也。一二日子丑時也。腹中指半裏下也。子丑時半裏下陰陽氣液初開腹中不應饑半表上陰陽氣液先受酒氣涌逆吐傷回還半裏下不足證是時腹中饑口不能食曰一二日吐之者腹中饑口不能食三四日寅卯時也寅卯時陽開氣明半表上陰液陽氣受酒氣涌逆吐傷陰土之液不能應時上舒以和其陽證是時不

喜糜粥之温通而貪食冷食之清降曰三四日吐之者不喜糜粥欲食冷食朝食暮吐出因半表上陰液陽氣先受酒氣涌逆吐傷回還半裏下不足其陽不能蒸化飲食所致曰朝食暮吐以醫吐之所致也小半裏也逆不順也此半裏之陽偶為酒氣涌逆吐傷曰此為小逆

太陽病吐之但太陽病當惡寒今反不惡寒不欲近衣者此為吐之內煩也

吐出也之指半表下也太陽開病一陽出半表下而氣浮曰太陽病吐之凡太陽開病陽浮半表下半裏上陰失陽溫當惡寒白但太陽病當惡寒今是時也內指半裏也煩陽失陰和也是

傷寒指歸　太陽篇卷之一　亶老

時陽開氣浮反不惡寒亦不欲近衣者此為陽氣吐出無半裏下陰液和陽氣闔午而煩日今反不惡寒亦不欲近衣者此為吐之內煩也

病人脉數數為熱當消穀引食而反吐者此以發汗令陽氣微膈中虛脉乃數也數為客熱不能消穀以胃中虛冷故也

熱陽氣也病人脉中陽氣數外當消穀曰病人脉數數為熱當消穀引進也吐嘔也以因也微衰也膈中半裏心脾之閒也進食而反嘔者此

因陽氣陰液浮半表上今陽氣陰液衰半裏心脾之間半裏陰無陽化食反嘔半表陽無陰和脈乃數曰引食而反吐者此以發汗令陽氣微膈中虛脈乃數也客寄也熱陽氣也冷寒也因陽氣寄外衰内不能消穀陽氣寄外衰内脾土陰中陽少胃土陽虛氣寒曰數為客熱不能消

穀，以胃中虛冷故也。

傷寒指歸　太陽篇卷之一

查完

太陽病小便利者以飲水多必心下悸小便少者必苦裏急也

太陽陽氣病先陰而開半裏之陰順利於下為尿而多者因飲水多陽氣少必心下悸苦患也急窘也半裏之陰順利於下為尿而少者必患裏之陽氣窘也曰太陽病小便利者以飲水多

傷寒指歸　太陽篇卷之一　章

必先下悸小便少者必苦裏急也。

問曰病有結胷藏結其狀何如答曰按之痛寸脈浮

關脈沈名曰結胷也

胷屬半裏上應天氣主清降按止也之往也痛

不通也寸脈主半表上也浮陽浮也關主半表

半裏之中也應地氣主温升沈濁墜也病一陽

陽氣先陰而開其陽外浮半表脾土陰液未能

傷寒指歸　太陽篇卷之一　二百七十一

和陽氣外出為汗其水止而不往留滯土中重濁不起不通而痛地之水氣不左行天之金氣不右行半表陽氣不回還半裏脾土之水因之堅胷中之陰因之結曰病有結胸藏結其狀何如答曰按之痛寸脉浮關脉沉名曰結胷也。

何謂藏結荅曰如結胷狀飲食如故時時下利寸脉浮關脉細小沈緊名曰藏結舌上白胎滑者難治藏結無陽證不往來寒熱其人反静舌上胎滑者不可攻也

藏藏也藏匿也藏結謂陽氣匿内不左舒半裏上陰失陽化何謂藏結荅曰曰如結胷狀陽氣匿内不左舒飲

傷寒指歸　太陽篇卷之一　三百三十

食自化曰飲食如故陽氣匿內不左舒脾土陰液遂不得陽氣蒸運外達半表榮肌肉皮毛其液從半表下下利曰時時下利寸主半表關主半表半裏之中細小指半表上陽氣浮而微也沉緊指半裏下陽氣匿內不左舒也曰寸脈浮關脈細小沉緊名曰藏結陽氣匿內不左舒半裏

上陰失陽化故舌上現白苔而滑難患也陽氣匿內不左舒患陰陽氣液不治子午曰舌上白胎滑者難治陽氣匿內不左舒外無陽氣往而不來寒熱之證見曰藏結無陽證不往來寒熱其人反靜攻堅也陽氣匿內不左舒半裏上陰失陽化切不可與寒涼氣味堅之曰舌上胎滑

者不可攻也○

易林

將戌繫亥陽藏不起君子散亂太上危殆

殆音以

病發於陽而反下之熱入因作結胷病發於陰而反下之因作痞所以成結胷者以下之太早故也結胷者項亦強如柔痙狀下之則和宜大陷胷丸方

發起也陽半表也而如也下降也熱陽氣也入逆也病起於半表陽浮闢而未闔如降之太早天之金氣不右行陽逆半表上不闔於午胷中闢而未闔陽氣從子辰左闢未至陽闔午辰之時不可以苦寒氣味降之

之陰因之結地之水氣不左行陰陷半裏脾土之水因之堅曰病發於陽而反下之熱入因作結胷陰半裏也病起於半裏陽浮闔而未藏如降之太早陽逆半裏上不藏於卯地氣不能左升天氣不能右降地天不交因作痞曰病發於陰而反下之因作痞所以成結胷者以下之太

脾土中濁水下水行土之陰精從左上行半表上經道之陽得陰濟之陽精從右下行濁水即太陰篇脾家腐穢也

早故也。金氣不右行陽逆半表，水氣不左行陰陷半裏半表上經道之陽失其柔潤而強曰結（形如柔痓狀）胷者項亦強，如柔痓狀。下半裏下也，之往也，和順也。半裏下脾土陰液前往半表上經道之陽得陰柔（和）之陽氣則順利半裏曰下之則和宜大（適大陷胸丸）陷胷丸方。葶藶實成盛夏氣味甘寒滑潤能入

傷寒指歸　太陽篇卷之一　二百五

土中通利水道之滯杏仁苦温柔潤能滑利關節之滯芒消大黄氣味鹹寒能堅金水表陰固陽氣閫午甘遂能直達脾土破水之堅加蜜煮凡蜜性緩而遂性速使甘遂勿速下行圓轉脾土堅結之水土中水行陽氣内固陰陽氣液和利表裏

大陷胷丸方

大黄半觔　葶藶半升熬　芒消半升　杏仁半升去皮尖熬黑

右四味擣篩二味內杏仁芒消合研如脂和散取如彈丸一枚别擣甘遂末一錢匕白蜜二合水二升煮取一升温頓服之一宿乃下如不下更服取下為效

傷寒指歸　太陽篇卷之一　三百廿六

太陽病脈浮而動數浮則為風數則為熱動則為痛數則為虛頭痛發熱微盜汗出而反惡寒者表未解也醫反下之動數變遲膈內拒痛胃中空虛客氣動膈短氣煩躁心中懊憹陽氣內陷心下因鞕則為結胷大陷胷湯主之若不結胷但頭汗出餘處無汗劑頸而還小便不利身必發黃也

傷寒指歸　太陽篇卷之一　三百七

浮陽浮也風陽氣也數煩數也熱亦陽氣也太

鼓動半表下脈應之浮而數浮則為之風風甚則數為之熱是太陽病脈浮而動數浮則為風數則為熱陽

陽開病一陽陽氣浮半表下不能動半裏之陰

從左上吐不通〔身體〕而痛曰動則為痛陽氣煩數半

表下虛半裏上曰數則為虛陽浮半表下半裏

上頭部之陰失陽氣溫通曰頭痛半表下陽失

陰固曰發熱幽微處陰液不和陽氣轉運半表

下私利半裏上曰微盜汗出而如也解緩也半
表下陽氣未得陰緩闔午向幽昧處去藏於卯
半裏上陰失陽溫惡寒曰而反惡寒者表未解也反
回還也下半表下也之往也變易也遲滯也膈
內心脾閒也拒格也痛不通也以意會之回還
半表下陽氣前往動數之陽未能和陰六爻易半

陽得陰則滑利不滯陰得陽則通利不痛

傷寒指歸　太陽篇卷之一　　三百七十八

表其陽遲滯脈中其陰拒格心脾之間不通而痛曰醫反下之動數變遲膈內拒痛半裏陰液不從子上吐半表陽氣不從午下降如是陰陽氣液不足半表上曰胃中空虛客寄也陽氣寄半表上不來復半裏下動於胷膈曰客氣動膈陽得陰則氣不短陽浮半表陰堅半裏曰短氣

半表陽失陰固而煩半裏陰失陽溫而躁曰煩躁陽氣寄半表上不闔於午心中恨亂難言曰心中懊憹金氣不左行右轉陽不內固於土陰失陽運內陷脾土之水因之堅胷中之陰因之結曰陽氣內陷心下因鞕則為結胷大陷胷湯主之主逐心脾閒之水固半表金氣以闔陽若

主大陷胷丸

傷寒指歸　太陽篇卷之一　百廿九

如也如脾土無水氣內堅半裏陰液不和陽氣轉運半表流徧周身其汗衹從頭上出如是半裏陰液不利半表土失水榮其身發黃白若不結胷但頭汗出餘處無汗劑頸而還小便不利身必發黃也。金氣不右行半表陽氣不闔於午陽不闔午脾土水氣不左行主大黃六兩若寒

氣味固金氣以闔陽陽得陰則剛陰得陽則健
陽固於土剛健之氣不息陰土之水自不陷胷
中之陰自不結芒消鹹寒鹹能軟堅寒從其類
水氣堅結心脾間得芒消同類相從之氣味合
甘遂直達水氣堅結之處甘遂專於行水攻決
生用研末內和取其生性達病所最速毋使氣

味留連再傷土之陰液右三味以水六升三陽數也六陰數也象陽數得陰闔於午陰數得陽變於六先煮大黄取二升内芒消煮一兩沸内甘遂末温服一升二陰數也一陽數也象二陰耦一陽從子左開得快利止後服謂脾土所停之水下利即止後服

大陷胷湯方

大黃六兩　芒消一升　甘遂一錢匕

右三味以水六升先煮大黃取二升去滓內芒消煮一兩沸內甘遂末溫服一升得快利止後服

結胷證其脈浮大者不可下下之則死

浮則為風大則為虛下降也結胷證其陽氣浮外陰液虛内切不可降降之則中土陰液下陷陽無所依陽氣上脱曰結胷證其脈浮大者不可下下之則死

傷寒指歸　太陽篇卷之一　壹佰貳拾

結胷證悉具煩躁者亦死

證質也悉詳盡也結胷質陽浮半表無陰和之而煩水堅半裏無陽溫之而躁詳盡結胷其煩躁之理水氣不左行陰無陽運金氣不右行陽無陰固如煩躁之至甚者無陰陽氣液交易中土開闔表裏則死曰結胷證悉具煩躁者亦死

傷寒指歸　太陽篇卷之一　　音全

傷寒六七日結胸熱實脉沈而緊心下痛按之石鞕
者大陷胸湯主之
六七日巳午時也陽不藏邪陽氣往來表裏皆
浮至次日巳午時金氣不右行陽不内闔半裏
脾土之水因之堅胸中之陰因之結曰傷寒六
七日結胸熱陽氣也金氣不右行則陽盛半表

上曰熱實沉濁默也緊不舒也心下半裏下脾土也金氣不右行陽盛半表上水氣重濁半裏下不能從子上舒不通而痛痛處按之如石鞕曰脈沉而緊心下痛按之石鞕者大陷胷湯主之

主大陷胸湯

太陽病重發汗而復下之不大便五六日舌上燥而渴日晡所小有潮熱從心下至少腹鞕滿而痛不可近者大陷胷湯主之

重尊也發起也汗陰土液也復反覆也下之指半裏下陰液也大半表也便順利也五六日辰巳時也太陽開病一陽陽氣外浮當尊起陰土

之液外和其陽而陰液反覆半裏下不和陽氣順利半表上至辰巳時無陰液上濟舌上燥而渴。曰太陽病重發汗而復下之不大便五六日舌上燥而渴日晡申時也所處也小半裏也有質也日申時處陽至半裏上質無陰氣固陽藏邪。其發熱如江海潮來不失信也曰日晡所小有潮熱陽不藏邪脾土陰液不流通其液堅結自心下至少腹鞕滿不通而痛其痛處手不可近曰從心下至少腹鞕滿而痛不可近者大陷胸湯主之（主大陷胸湯）主逐半裏堅結之水固陽氣內藏邪也

小結胷病正在心下按之則痛脉浮滑者小陥胷湯主之

小半裏也在居也心下脾土也按止也之往也病陽氣正居半裏上不來復半裏下脾土之陰止而（堅結）不往不通則痛曰小結胷病正在心下按之則痛浮陽浮也脉中陽浮滑利半裏上不滑

利半裏下曰脉浮滑者小陷胸湯主之主黄連（主小陷胸湯）苦寒堅半裏上土氣半夏辛平解半裏上氣結栝樓實甘寒滑潤復半裏上天氣清降其陽脾土之陰得陽氣轉運滑利於裏則不痛右三味象三陽陽數得陰闔於右也以水六升象陰數得陽變於六也先煮栝樓實取三升内諸藥煮

先煮栝樓實取其氣濃先固天氣

取二升去滓分溫三服象二陰耦陽藏邪開子也

小陷胸湯方

黃連一兩　半夏半升　栝樓實大者一枚

右三味以水六升先煮栝樓實取三升去滓內諸藥煮取二升去滓分溫三服

太陽病二三日不能卧但欲起心下必結脈微弱者此本有寒分也反下之若利止必作結胷未止者四日復下之此作協熱利也

二三日丑寅時也太陽病陽氣先陰而開浮半表下陽主動陰主靜陽得陰則靜陽失陰和其陽不靜而動半表下至丑寅時不能卧但欲起

曰太陽病二三日不能卧但欲起心下脾土也弱不強也有得也也陽氣先陰而開脾土陰失陽温其陰必結半表下陽失陰強其脉不浮而微弱此本得脾土氣寒陰液不和陽氣分運強於半表也曰心下必結脉微弱者此本有寒分也反回還也止留也回還半裏下陰液前往半表

其液若利於裏不利於表水不左行必留脾土曰反下之若利止必作結胷未止者謂陰液未留脾土也四日卯時也復來復也下之指半裏下陰液也作興起也協合也熱陽氣也陰液未留脾土卯時陽開氣明復半裏下陰液合陽氣興起利於半表則不作結胷曰未止者四日復

傷寒指歸　太陽篇卷之一　章卒

下之此作協熱利也

太陽病外證未除而數下之遂協熱而利利下不止心下痞鞕表裏不解者桂枝人參湯主之

外表也證明也除易也太陽病陽氣先陰而開表明脾土陰液未能交易丑土曰太陽病外證未除而如也數煩數也下之指半裏下陰液也協合也熱陽氣也陽氣先陰而開如陽氣煩數

傷寒指歸　太陽篇卷之一　二百九十一

半表下脾土陰液遂合陽氣外揚而利半表上內闔半裏曰而數下之遂協熱而利下半表下也心下脾土也痞氣隔不通也脾土陰液不合陽氣外揚半表上其液利半表下不止者[半表上]陽失陰緩不闔於下半裏下脾土陰失陽化氣隔不通痞而鞕曰利下不止心下痞鞕解緩也開也

其液利半表下不止者謂大便利下稀水不止也

其液利半表下浮外陽氣不得陰緩還於半裏半裏陰氣不得陽開還於半表曰表裏不解者（主桂枝人參湯）桂枝人參湯主之桂枝辛溫溫表裏經道之陰乾薑辛溫溫半裏下脾土之陰以甘草極甘和土之味以參朮多汁助土之液緩半表陽氣內闔半裏右五味象土之中數也以水九升象陽

傷寒指歸　太陽篇卷之一　壹五二

數得陰變於九也先煮四味取五升象陰陽氣液分别四方藏於土也内桂更煮取三升温服一升象三陽陽數來復半裏一陽開子也日再服夜一服再一舉而二也象一陽舉二陰耦之和表裏也

桂枝人參湯方

桂枝四兩 甘草炙四兩 白朮三兩
人參三兩 乾薑三兩
右五味以水九升先煮四味取五升内桂更煮
取三升溫服一升日再服夜一服

太陽病下之其脉促不結胷者此為欲解也脉浮者必結胷也脉緊者必咽痛脉弦者必兩脅拘急脉細數者頭痛未止脉沈緊者必欲嘔脉沈滑者協熱利脉浮滑者必下血

下之指半裏下陰液也促數也太陽開病半裏下陰液不和陽開陽浮半表下無陰緩之其脉

傷寒指歸　太陽篇卷之一　　竟西

數曰太陽病下之其脈促此彼之對欲之為言續也解緩也陽數半表下彼陰土之液不結心下繼續半表緩其陽浮曰不結胷者此為欲解也浮陽浮也必定辭也陽浮半表下彼陰土之液不繼續去緩其陽其液定結心下曰脈浮者必結胷也緊不舒也咽屬胃因地氣以温通陽

浮半表下半裏脾土陰液不得陽氣左舒溫通
至咽曰脈緊者必咽痛弦數也兩脅少陽部署
也拘急不舒也陽得陰和其氣舒展陽浮半表
下失陰和之少陽樞滯曰脈弦者必兩脅拘急
定兩脇　機氣
細指半裏上陽氣不足數指半表下陽失陰和
來不也止足也陽浮半表下不足半裏上頭部

之陰失其陽通則痛曰脈細數者頭痛未止沈
裏也陽浮〔緊不舒也〕半表下半裏陰液不左舒水氣無所
區別〔定〕從半裏上口竅逆出曰脈沈緊者必欲嘔
滑水氣也協合也熱陽氣也半裏水氣合陽氣
滑利半表內闔〔利〕半裏曰脈沈滑者協熱利其陽
合水氣滑利半表而上利不滑利半裏而下利

脾土絡中之血失其陽運必（定）從半表下下出曰脉浮滑者必下血。

病在陽應以汗解之反以冷水潠之若灌之其熱被却不得去彌更益煩肉上粟起意欲飲水反不渴者服文蛤散若不差者與五苓散寒實結胷無熱證者與三物小陷胷湯白散亦可服

三物二字恐指三物白散言非指小陷胷湯三味也

在居也陽半表也應當也解緩也之指半表下陽也潠含水潄口也灌同盥滌手也熱陽氣也

傷寒指歸　太陽篇卷之一　竟也

被表也却退也去收藏也病一陽陽氣浮居半
表當以陰土之液以於左而緩其陽陽氣浮居
半表反以冷水潄其口或以冷水濼其手半裏
土上氣寒其陽浮居半表退而不得收藏曰病
在陽應以汗解之反以冷水潠之若灌之其熱
被却不得去陽氣浮居半表不得流徧半裏土

上散其水氣更加其煩曰彌更益煩。肉屬土水居土上不能外達毛竅水氣不行曰肉上粟起。半裏下陰液不得陽氣蒸運半表土潤於口曰意欲飲水。半裏土上水氣不行曰反不渴者。瀵灌之水氣居半裏土上非發汗可解文蛤殼類外有旋紋象肉中紋理氣味鹹平主金水表氣

傷寒指歸　太陽篇卷之一　三九八

研散沸湯和服能收半裏土上水氣象乾土收
水之法也半裏土上水除陽氣來復白服文蛤
散差不齊也若陰陽氣液不齊子午者其治法
與五苓散
布中土陰液從左土舒半裏土上水氣下行陽
氣來復闔午藏卯白若不差者與五苓散寒水
氣也證質也熱陽氣也水氣充實半裏土上無

陽氣質復半裏胷中陰氣裏結寒實結胷無熱證者與三物白散散(辛熱法)其水結熱結胷與小陷胷湯湯中半夏散半裏土上水逆氣結黄連栝樓實固半表上陽氣內闔半裏曰寒實結胷無熱證者與三物小陷胷湯與白散辛熱法散其水結曰白散亦可服

傷寒指歸　太陽篇卷之一　三百九十九

文蛤非五棓子

文蛤散

文蛤 五兩

右一味爲散以沸湯和一方寸匕服

文蛤當煅用恐非生用若生研用沸湯和服毫無氣味明者知之

白散方

桔梗三分　川貝母三分　巴豆一分去心皮熬黑研如脂

右三味爲散內巴豆入於臼中杵之以白飲和服強人半錢匕羸者減之病在膈上必吐在膈下必利不利進熱粥一盃利不止者進冷粥一盃身熱皮粟不解欲引衣自覆若以冷水潠之洗之益令熱却不得出當汗而不汗則煩假令

傷寒指歸　太陽篇卷之一　三晉

身熱皮粟謂皮上粟起如沙即今時俗云出痧子也

汗出已腹中痛與芍藥三兩如上法

身熱皮粟不解者謂陽浮于表陽失陰緩而發熱于裏上陰失陽温故欲引衣自覆若以冷水潄口潠手益令陽浮退而不得收藏煩熱也當以汗解之而不得汗陽無陰緩則熱假令汗出已腹中土氣不疏而痛與芍藥三兩加於上法

五苓散方中布陰土水氣疏其土氣水氣布土
氣疏陽來復腹痛已
張錫駒云巴豆性大熱進熱粥者助其熱性以
行之也進冷粥者制其熱性以止之也

前人云大椎一穴在項骨第一椎上陷中偏考椎字無骨節之稱想椎字是推字譌今以椎易推是否明眼政之

太陽與少陽併病頭項強痛或眩冒時如結胷心下痞鞕者當刺大推第一間肺俞肝俞慎不可發汗發汗則譫語脈弦五六日譫語不止當刺期門

與從也併屏蔽也太陽陽氣從子之少陽樞開從午之少陽樞闔陽氣從子先陰樞開浮半表下陰液屏蔽半裏半表上經道之陰失陽氣溫

通強而痛曰太陽與少陽併病頭項強痛陽得
陰則明陰液屛蔽半裏不能外致半表陰陽氣
亂表裏地氣昏冒其明曰或眩冒半表上金氣
不右行其陽不從午內闔半裏上陰失陽化陰
結胷中曰時如結胷半裏下陰失陽化脾土陰
堅曰心下痞鞕者當主也刺訊決也大半表也

推進之也第次第也陰液屏蔽半裏陽氣屏蔽半表主訊決半表陽氣進之不闔於午表裏陰陽次第一動一靜不順乎天地閒也曰當刺大推第一閒肺金氣也俞應也肝木氣也天之金氣應因其陽闔午木隨金氣亦應之闔午下榮根核人身水土金木四氣應乎天地五行合一陽

陽氣轉運表裏不息曰肺俞肝俞慎禁戒詞譫
語多言也弦數也陽居半表上禁戒不可發汗
如汗之陰液不起其辛熱之性反助其陽陽無
陰緩則多言脈數曰慎不可發汗發汗則譫語
脈弦五六日辰巳時也當王也刺訊決也期復
其時也門主開闔也辰巳時半表上陽無陰緩

則譫語不止主訊決陽氣期復其時內闔於午如此當益半表上陰液轉運樞機使開闔期復其時曰五六日譫語不止當刺期門。

太陽少陽併病心下鞕頸項強而眩者當刺大推肺俞肝俞慎勿下之

太陽從子之少陽先陰樞開病

陽氣浮半表下陰液屏蔽半裏脾土陰失陽温而堅曰太陽少陽併病心下鞕陽得陰則柔陽得陰則靜太少二陽經道失陰柔之致頸項強失陰靜之致目眩曰頸項強而眩者下降也之

傷寒指歸　太陽篇卷之一　三五

指陰液也主訊决半表上陽氣無陰内闔進之
半裏金木之氣亦應之不内闔半裏禁戒不可
以苦寒氣味降之如降之陰液從半表下下利
陽不闔午日當刺大推肺俞肝俞慎勿下之

太陽少陽併病而反下之成結胷心下鞕下利不止水漿不下其人心煩

而如也太陽陽氣從子之少陽先陰樞開陰液屏蔽半裏病陽浮半表如反以苦寒藥降之半裏上陰失陽化陰結胷中半裏下陰失陽化脾土陰堅半裏陰無陽運陰液下利不止曰太陽

傷寒指歸　太陽篇卷之一　三頁

少陽併病而反下之成結胷心下鞕下利不止

陽浮半表陰陷半裏升降氣逆水漿不能下咽

其人陽無陰和陰無陽舉心煩不已曰水漿不

下其人心煩

婦人中風發熱惡寒經水適來得之七八日熱除而脈遲身涼胷脅下滿如結胷狀譫語者此為熱入血室也當刺期門隨其實而寫之

經常也水謂人身有血如地之有水應陽氣轉運表裏不失常也得陽浮半表而適半裏經血下行失常不和陽氣轉運表裏表陽失陰緩而發

傷寒指歸　太陽篇卷之一　三百

熱裏陰失陽温而惡寒曰婦人中風發熱惡寒
經水適來得相得也之至也七八日午未時也
熱陽氣也除去也陰陽相得至午未時陽得陰
緩内闔於午去幽昧處藏邪曰得之七八日熱
除而如也遲不足也身伸也舒也滿悶也如半
表脉中陰血不足陽失陰緩不能伸舒闔午藏

邪半裏陰失陽溫而身寒胷脅氣悶曰而脈遲

形似結胸

身涼胷脅下滿如結胷狀讝語者病人寐而自

語也入逆也血室人之軀殼也陽得陰則明陽

氣逆於軀殼半表上陽失陰緩神志迷而不明

寐而自語主訊決陽氣不能期復其時闔午藏

邪曰讝語者此為熱入血室也當刺期門隨從

也寫輸也之指半表上陽氣也陽氣有餘而往
陰血不足從之陽氣充實半表上如輸轉其陽
當益半表上陰液陽得陰和陽氣從午樞闔曰
隨其實而寫之

婦人傷寒發熱經水適來晝日明了暮則譫語如見鬼狀者此為熱入血室無犯胃氣及上二焦必自愈

陽不藏邪浮半裏上發熱經脈中血往來半裏下行曰婦人傷寒發熱經水適來日之出入與夜為界晝為陽日主陽氣外出明於卯陽明半表無擾乎半裏故晝日明了暮為陰主陽氣內

傷寒指歸　太陽篇卷之一　竟

入藏於邪陽得陰則固經血行半裏下陽氣逆
於軀殼半裏上無陰内固故暮則譫語如見鬼
曰故
狀者此為熱入血室也曰晝日明了暮則譫語
也 日晝日明了暮則譫語
如見鬼狀者此為熱入血室
如見鬼狀者此為熱入血室犯侵也胃指半表
上土氣也及至也二陰也隹陽也自從也愈進
也陽氣逆於軀殼半裏上無侵半表上土氣至

午時三陰偶陽定從半裏上進半裏下治之主小柴胡湯益半表上陰液緩陽氣入夜爲界曰無犯胃氣及上二焦必自愈。

傷寒指歸　太陽篇卷之一　章

婦人中風七八日續得寒熱發作有時經水適斷者
此為熱入血室其血必結故使如瘧狀發作有時小
柴胡湯主之
　七八日午未時也得陽氣浮半表下午未時半
表之陽内闔半裏陰陽繼續相得曰婦人中風
　七八日續得至午未時表裏陰陽不相得半裏

下陰失陽溫而惡寒半表上陽失陰緩而發熱曰寒熱發作有時。斷絕也半裏經脈中血不合一陽陽氣往來表裏得陽浮半表而半裏經血不行至午未時脈中之血絕而不續陽失陰緩陽氣逆於軀殼半表上曰經水適斷者此為熱入血室。陽氣逆於軀殼半表上不闔於午其半裏脉中之血失陽氣轉運必裏結不舒曰其血必結半表陽失陰緩半裏陰失陽温表裏陰陽不相得而相陵虐故使如瘧狀發作有時主小（寒熱依時而作主柴胡湯曰）（小柴胡湯主之）柴胡湯益半表上陰液緩陽氣闔午半裏陰得陽温半表陽得陰緩表裏陰陽相得脉中之血（瘧狀自除）續而不絕